オールカラー

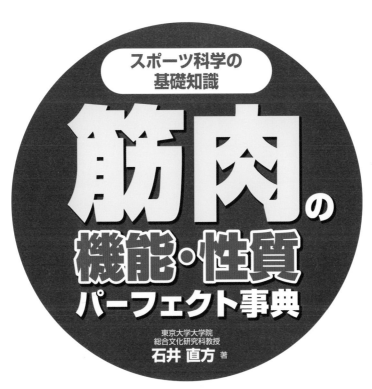

スポーツ科学の
基礎知識

筋肉の機能・性質パーフェクト事典

東京大学大学院
総合文化研究科教授
石井 直方 著

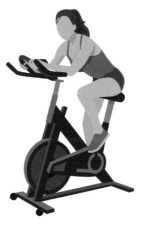

ナツメ社

CONTENTS

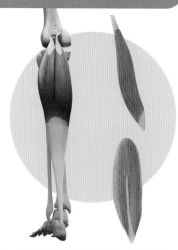

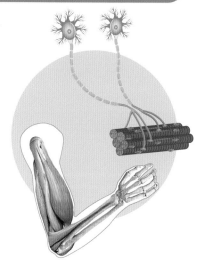

第2章 筋肉が成長するしくみ

59

3

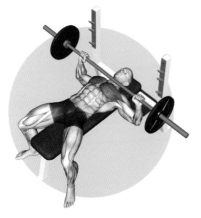
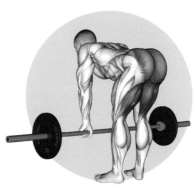

第4章 筋力とスポーツ競技 131

第7章 筋肉と全身のエネルギー代謝の関係 193

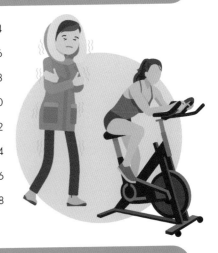

第8章 筋肉にまつわる疑問 209

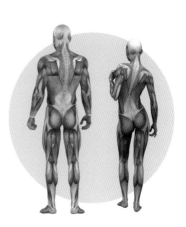

著者のことば

　筋肉に関して解説している学術書、専門書は多数ありますが、その内容をすべて理解するのは専門家でもないかぎり困難です。本書では筋肉の機能や性質に関してひと通り網羅していますが、各項目の解説を図表やイラストも交えつつ、概略化しているため、誰でも理解できるようなわかりやすい解説書となっています。

　近年、健康志向の高まりにつれて運動や筋トレを始める方々が増えています。これまでトレーニングとはあまり接点のなかった一般の女性や高齢者もジムなどに通って身体を鍛えています。「筋肉を大きくする」「筋力を強くする」「関節を柔軟にする」「動作スピードを高める」「ダイエット」「ケガ・障害の予防」など、運動や筋トレを行う目的は人によってさまざまですが、すべてに共通しているのは筋肉が深く関わっているということです。

　筋肉への多様なアプローチに対して、本書では最適な方法を科学的根拠とともに紹介しています。「方法（How）」だけでなく、その「根拠（why）」も知ることで目的意識が明確になり、効率的に成果を得ることが可能となります。さらに身体には個人差があるため、より自分に合った内容にアレンジすることもできます。

　では、どこからアレンジすればいいのか、どのようにアレンジすればいいのか。それらを導き出すのは正しい知識、いわゆる「身体教養」です。筋肉や身体に関する教養を身に付けることは、最終的に健康寿命を延ばすことにもつながっていきます。

　本書を通して一人でも多くの方が筋肉に関する教養を身に付け、健康増進や体力向上などの一助としていただければ幸いです。

東京大学大学院 総合文化研究科 教授
石井直方

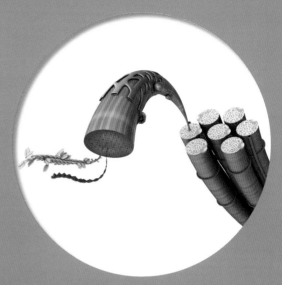

筋肉の構造と分類

人間の身体には、頭部から足先まで数多くの筋肉がある。
筋肉には骨や関節を動かすだけでなくさまざまな役割があり、
機能や性質、形状、働きなどによって分類することができる。

随意筋と不随意筋

身体の「筋肉」には、自分の意思で動かせる筋肉と、動かせない筋肉がある。

随意筋と不随意筋

　身体の筋肉は大きく分けて、心臓を構成する「心筋」、内臓を構成する「内臓筋」、骨に付着して関節を動かす「骨格筋」の3つに分類される。

　この中で意識的に動かすことができる筋肉を「随意筋」とよぶ。逆に意識的に動かせない筋肉を「不随意筋」とよぶ。みずからの意思で動かせない心筋と内臓筋は不随意筋である。

　骨格筋は人体で唯一の随意筋であり、運動神経に支配されている。日常生活動作からスポーツ動作まですべての身体動作は骨格筋が全身の関節および骨を動かすことにより成り立っている。

横紋筋と平滑筋

　筋肉は外見上の線維構造によって横紋筋と平滑筋に分類される。横紋筋の細胞（筋線維）はミオシンフィラメントとアクチンフィラメント（→P.12～13）が規則正しく並び、縞模様の**サルコメア（筋節）**をもつ。

　人体の筋肉では、骨格筋と心筋が横紋筋である。平滑筋は横紋構造（縞模様）をもたないが、平滑筋の細胞内にも不規則に小さなサルコメア状の構造が点在している。

骨格筋のさまざまな役割

　骨格筋は関節を動かすことで**「身体を動かすエンジン」**としての役割を果たしている。そして、エンジンとして大量のエネルギーを消費する。

　さらに骨格筋は、ほかにも数々の役割を担っている。人間が直立の姿勢を無理なく維持できるのは骨格筋が緊張を維持し、抗重力筋（→P.22～23）として働いているためである。

　関節をまたいで異なる骨同士をつないでいる骨格筋には、関節を動かすだけでなく、関節の結合や動く軌道を安定させるという役目もある。特に深部にある小さな筋群は骨同士を引き付け、関節の安定に大きく寄与している。

　熱を生産して体温を維持することも骨格筋の重要な役割。骨格筋は収縮しなくても安静時の状態で熱を作り出すことができる（→7章P.200～201）。

　また、腹部の骨格筋は腹腔（※横隔膜より下部の腹壁で囲まれた部分）に収められた内臓を外部の衝撃から保護する筋肉のプロテクターでもある。

　そして、あまり知られていないのが骨格筋の内分泌器官としての働きである。筋肉自体が身体の生理活性に関連する物質を分泌することが、近年の研究で明らかになってきている。

筋肉の分類

筋組織の分類

横紋筋
おうもんきん

筋線維（筋細胞）を構成する筋原線維に配列が規則的な横紋構造（縞模様）を呈するサルコメア（筋節）がある。

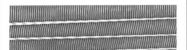

平滑筋
へいかつきん

細胞内にサルコメア（筋節）をもたない。アクチンとミオシンは存在するものの配列は不規則となっている。

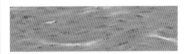

性質の分類

随意筋
ずいいきん

自分の意思によって動かせる筋肉。支配神経は体性神経系（運動神経）。

不随意筋
ふずいいきん

自分の意思で動かすことができない筋肉。支配神経は自立神経系。

筋肉の分類

骨格筋
こっかくきん

骨に付着して関節および骨格を動かす筋肉。横隔膜も含まれる。

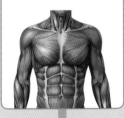

心筋
しんきん

心臓の心臓壁を構成する筋肉。横紋構造をもち横紋筋に分類される。

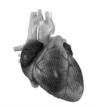

内臓筋
ないぞうきん

体内の消化管壁、血管壁、内臓壁などを構成する筋肉。明瞭なサルコメアをもたない平滑筋。

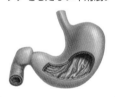

骨格筋の主な働き

- **身体を動かすエンジンとしての役割**
- **重力に対して直立の姿勢を維持する**
- **関節の安定や関節の正しい動きをサポート**
- **熱産生**（熱を生み出して体温を維持する）
- **腹腔の中にある内臓を保護**（※主に腹筋群・背筋群）
- **内分泌器官**（筋肉自体が生理作用をもつ物質を分泌）

骨格筋の構造

骨に付着して全身の関節および骨格を動かす筋肉を総称して「骨格筋」とよぶ。

骨格筋は筋線維の集合体

骨格筋はひとつの細胞である筋線維が束になって構成されている。筋線維（筋細胞）は細胞として極めて巨大であり、ひとつの細胞の太さが40〜100μm、長さは10cmを超えるものもある。サイズ的には1本の頭髪に近い。

筋芽細胞（→2章P.70〜71）という小さな細胞が融合して細長い線維状の細胞を形成するため、**ひとつの細胞（筋線維）の中には多数の細胞核がある**。筋線維内では筋原線維という線維状構造が束になっていて、筋原線維のすき間を液状の筋形質が埋めている。筋形質の中には筋収縮に欠かせないさまざまな物質が含まれている。

さらに筋線維は筋内膜に包まれ、数十〜数百本の筋線維（筋束）が筋周膜に覆われている。筋束の束が骨格筋となり、筋肉全体を筋上膜が覆っている。一般的に"筋膜"とは筋上膜を指し、筋線維とともに腱とつながっている。筋内膜から筋上膜までコラーゲン質の筋膜は細胞や細胞の集団をつなぐ結合組織としての役割を果たしている。

サルコメア（筋節）と筋収縮

筋原線維は、規則正しく並んだサルコメア（筋節）で構成されている。サルコメアとは筋収縮の最小単位であり、収縮タンパク質からなるミオシンフィラメントにアクチンフィラメントが規則正しく折り重なってできている。

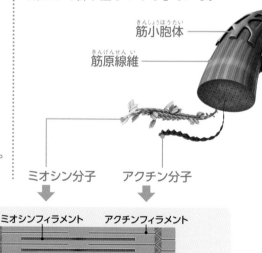

筋小胞体

筋原線維

ミオシン分子　　　アクチン分子

サルコメア（筋節）の模式図

ミオシンフィラメント　　アクチンフィラメント

筋肉が短く収縮した状態

筋肉が長く伸張された状態

骨格筋の筋収縮は、細いアクチンフィラメントが太いミオシンフィラメントの間に滑り込み、サルコメアの長さが短縮することで起こる（滑り説）。

サルコメアは長いか短いかによって筋肉が発揮できる力やスピードが変化する。筋収縮を起こすミオシン分子の作用によりサルコメア単体としてはそれぞれ一定のスピードで収縮するが、短いサルコメアが2つつながっている場合は、2つのサルコメアが同時に同じ速度で収縮するため、全体としては2倍の収縮スピードになる。

筋肉が収縮するメカニズム

脳からの運動指令が筋線維に達すると、筋原線維の周囲にある筋小胞体という小器官からカルシウムイオンが放出され、これが筋収縮のスイッチとなる。カルシウムイオンが細胞内に放出されるとミオシンフィラメントとアクチンフィラメントの結合が可能となり、相互作用で収縮力が発揮される。カルシウムイオンが筋小胞体に再び回収されるとフィラメント同士の結合が解かれ、収縮した筋肉は弛緩する。

骨格筋の階層構造

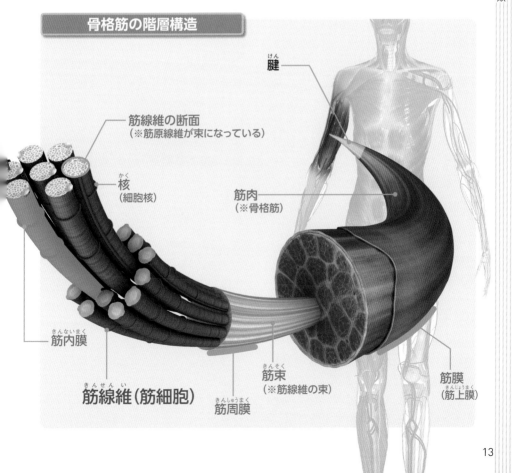

腱（けん）

筋線維の断面
（※筋原線維が束になっている）

核（かく）
（細胞核）

筋肉
（※骨格筋）

筋内膜（きんないまく）

筋線維（筋細胞）（きんせんい）

筋周膜（きんしゅうまく）

筋束（きんそく）
（※筋線維の束）

筋膜（きんじょうまく）
（筋上膜）

骨格筋の起始・停止

関節をまたぐ骨格筋は両端が腱を介してそれぞれ別の骨に付着している。

起始と停止で異なる骨に付着

骨格筋は、みずからの中心方向に向かって力を発揮し、その力が腱を介して付着している骨を引くことにより関節の運動が起こる。

骨との付着部のうち、身体の胴体側（近位側）にあり、動き（移動距離）の少ないほうを通常は**起始部（起始）**とよぶ。それに対し、身体の先端側（遠位側）にあり、動き（移動距離）の大きいほうを**停止部（停止）**とよぶ。P.15の上腕二頭筋、腓腹筋はともに二頭筋であり起始部が2つに分かれている。細い両端に対し、筋肉の中央で太く盛り上がっている部分は筋腹とよぶ。

また、腱の中には筋肉の両端ではなく、筋腹の表面または内部で膜状に広がっている腱膜（内部腱）という形状を示すものもある。

腱は頑丈だが少し伸びる

骨格筋は腱を介して骨に付着しているため、筋肉が長く伸ばされる時も短く収縮する時も腱は常に筋肉と一緒に働いている。しかし、腱と筋肉では構造も性質も大きく異なっている。

筋肉には伸縮性があるものの、腱はヒモと同じような材質で基本的に伸び

ることがない。伸びない分、簡単には切れないように頑丈にできている。ところが腱を引っぱると少しだけ伸びる。これはハンカチやタオルをイメージするとわかりやすい。糸に伸縮性がなくても、糸を縦横に編んでいるハンカチを斜めに引っぱるとハンカチ全体の長さは少し伸びる。腱を構成するコラーゲン線維も腱の縦軸からやや斜めに配列されているため、引っぱると健全体の長さは少し伸びる。**腱の"頑丈だが少し伸びる"という特性**は、骨格筋が発揮するパワーを蓄積する装置としての役割につながっている。

屈強なアキレス腱の特性

人体で最も太くて長い腱は、足首の**アキレス腱**である。アキレス腱はふくらはぎの腓腹筋、ヒラメ筋の停止腱。スプリント動作や跳躍動作において、アキレス腱はいわゆる"足首のバネ"を生み出す装置として貢献している。

パワーやスピードの発揮を追究する場合には、腱の役割も無視することはできない。そのため最近では、「筋腱複合体」という概念で骨格筋と腱の特性を合わせて考える傾向にある。（※本書では4章P.138〜139「プライオメトリックトレーニング」の項を参照）

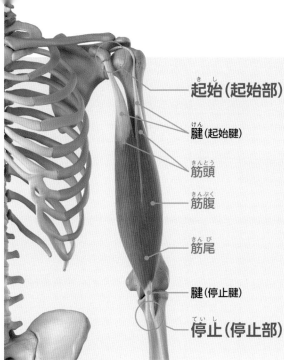

起始（起始部）

腱（起始腱）

筋頭

筋腹

筋尾

腱（停止腱）

停止（停止部）

筋の部位別名称（上腕二頭筋）

通常、筋肉（骨格筋）は起始（起始部）から始まり、筋腹を通って停止（停止部）で終わる。起始と停止はそれぞれ起始腱、停止腱を介して骨に付着している（※腱を介さずに付着する筋肉も一部ある）。起始から停止までつながっているスジが筋線維であり、骨格筋は起始と停止を近づけ筋線維を短く収縮させることで力を発揮する。

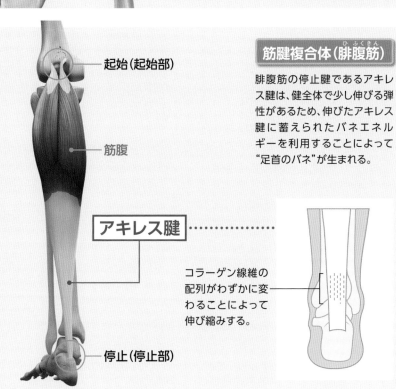

起始（起始部）

筋腹

アキレス腱

停止（停止部）

筋腱複合体（腓腹筋）

腓腹筋の停止腱であるアキレス腱は、健全体で少し伸びる弾性があるため、伸びたアキレス腱に蓄えられたバネエネルギーを利用することによって"足首のバネ"が生まれる。

コラーゲン線維の配列がわずかに変わることによって伸び縮みする。

平行筋と羽状筋

骨格筋は筋線維の並び方によって特徴が大きく異なる2つのタイプに分類できる。

スピード指向型の平行筋

　骨格筋はすべて筋線維が集まって構成されているが、筋肉によって筋線維の並び方は異なっている。筋線維の数や走行方向で、骨格筋は「スピード指向型」と「力指向型」のどちらかにひと目で分類することができる。

　筋肉の長軸にそって長い筋線維が平行に走っている筋肉を「平行筋」とよぶ。それに対し、筋肉の長軸に対して短い筋線維が斜めに走っている筋肉は「羽状筋」とよぶ。羽状筋によって筋線維が斜行する角度はさまざまであり、羽状筋を左右半分に切った形状の筋肉（半羽状筋）もある（→P.17下図）。

　平行筋は筋肉の長軸と筋線維の走行方向がほぼ平行であるため、1本1本の筋線維が収縮する距離と筋肉全体が収縮する距離（起始部と停止部が近づく距離）はほとんど変わらない。つまり筋線維の収縮スピードがそのまま筋肉全体の収縮スピードに反映される。

　一方、羽状筋は筋肉の長軸に対して筋線維が斜行しているうえに、筋線維が筋肉全体に比べて短いため、1本1本の筋線維が収縮する距離よりも筋肉全体が収縮する距離は短くなる。つまり羽状筋では筋線維の収縮スピードが筋肉全体の収縮スピードに直接反映さ

れないため、作動距離または速度という点で平行筋より不利となる。

力指向型の羽状筋、半羽状筋

　羽状筋では筋肉の長軸に対して筋線維が斜行しているため、多数の短い筋線維がぎっしり詰まっている。並列する筋線維の数だけ収縮する力は足し算されるので、羽状筋はより強い力を発揮できる。この特性は半羽状筋も同様。人体では平行筋よりも羽状筋のほうが多数を占めている。

　スピード指向型の平行筋、力指向型の羽状筋。同じ骨格筋でも筋線維の走行方向だけでこれだけの違いがある。

関節を伸ばす伸筋・曲げる屈筋

　骨格筋には関節を曲げる「屈筋」と関節を伸ばす「伸筋」がある。人体の場合、四肢の屈筋には平行筋が多く、伸筋に羽状筋が多いという傾向がある。

　肘を曲げる屈筋の上腕二頭筋は平行筋で、肘を伸ばす伸筋の上腕三頭筋が羽状筋であるように、腕や脚を曲げる屈筋はスピードや可動域の大きさに優れ、関節を伸ばす伸筋は力が強い。

　人体の骨格筋はそれぞれ人体における役割に適した特性を備えている。

平行筋と羽状筋（筋線維の並び方）

種別	平行筋（紡錘状筋）	羽状筋
筋線維の並び方	筋肉の長軸にそって平行に長い筋線維が走行している。形状は紡錘状筋。	筋肉の長軸に対して斜めに短い筋線維が走行している。半羽状筋も同様。
タイプ	スピード指向型	力指向型
属性	屈筋に多い	伸筋に多い
主な特徴	筋肉の長軸の中央部分（筋腹）が太い。1本1本の筋線維が収縮する距離と、筋肉全体が収縮する距離はほぼ同じであるため収縮速度が速い。	筋線維が羽毛のように斜めに並列。筋線維が収縮する距離は筋肉の全長からするとわずかであるが平行筋より筋線維の数が多く強い力を発揮できる。

骨格筋の主な形状種別（※上図で解説した羽状筋は除く）

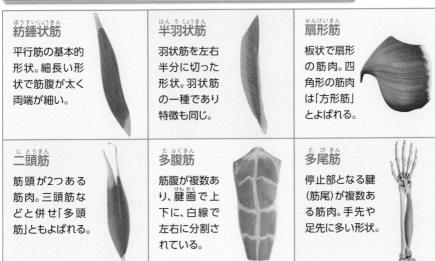

紡錘状筋（ぼうすいじょうきん）
平行筋の基本的形状。細長い形状で筋腹が太く両端が細い。

半羽状筋（はんうじょうきん）
羽状筋を左右半分に切った形状。羽状筋の一種であり特徴も同じ。

扇形筋（せんけいきん）
板状で扇形の筋肉。四角形の筋肉は「方形筋」とよばれる。

二頭筋（にとうきん）
筋頭が2つある筋肉。三頭筋などと併せ「多頭筋」ともよばれる。

多腹筋（たふくきん）
筋腹が複数あり、腱画で上下に、白線で左右に分割されている。

多尾筋（たびきん）
停止部となる腱（筋尾）が複数ある筋肉。手先や足先に多い形状。

PCSAと羽状角

筋肉の太さには、「見た目の太さ」だけでなく「生理学的な太さ」もある。

PCSAとACSA

筋肉が発揮できる筋力は、筋肉の太さに比例する（→ 3 章P.92〜93）。正確にいうと、**筋力は「生理学的筋横断面積：PCSA」により強く依存する。**PCSAをわかりやすく説明すると、「筋線維の走行方向に対して垂直な断面の面積」となる。

一般的に筋肉の太さは、筋肉の長軸に対して垂直な断面の面積である「解剖学的筋横断断面積：ACSA」で計測されるが、ACSAは見た目の太さといえる。ACSAが同じ太さの平行筋と羽状筋があった場合、PCSAは羽状筋のほうが大きくなる。

ACSAが筋肉の見た目の太さを表す指標であるのに対し、**PCSAは筋線維の数を表す指標**と考えれば良い。

羽状筋の羽状角α

筋肉の長軸に対して筋線維が斜行している羽状筋は、筋肉によって筋線維が斜行する角度（**羽状角α**）が異なり、**羽状角αが大きいほど収縮速度は遅くなる。**これは羽状角αが大きくなるほど筋線維が収縮する方向と筋肉全体が収縮（起始部と停止部が近づく収縮）する方向にズレが生じるためである。

羽状角αは大きくなると筋肉が発揮する筋力にもロスが生まれるが、人体にある羽状筋の羽状角αは最大でもおよそ30度前後。その程度であれば羽状筋が発揮できる筋力は、羽状角αによるマイナス（$\cos\alpha$倍になる）よりも筋線維の数が多いことのプラスが上回ると考えられる。

助け合う平行筋と羽状筋

主要な関節動作には、スピード指向型の平行筋と力指向型の羽状筋が協力する形で働く動作がいくつもある。

肘関節の屈曲動作には平行筋である上腕二頭筋と羽状筋である上腕筋がともに働く。足関節底屈動作でも平行筋に近い腓腹筋と羽状筋のヒラメ筋が協力して働くため、力強さもスピードも兼ね備えた動きが可能となっている。

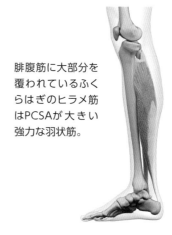

腓腹筋に大部分を覆われているふくらはぎのヒラメ筋はPCSAが大きい強力な羽状筋。

羽状筋のPCSA（生理学的筋横断面積）と羽状角α

羽状筋は筋肉の長軸に対して短い筋線維が斜めに数多く並んでいるため、筋線維の走行方向に対して垂直な断面積であるPCSA（生理学的筋横断面積）は大きくなる。「羽状角α」の角度は筋肉によって異なり、羽状角αが大きいほど筋肉全体の収縮速度は遅くなる。

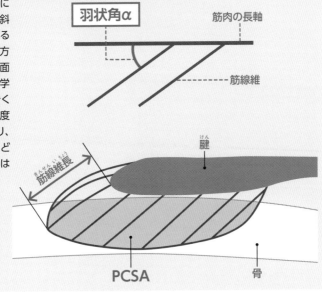

羽状角α

筋肉の長軸

筋線維

筋線維長

腱

PCSA

骨

PCSAとACSA

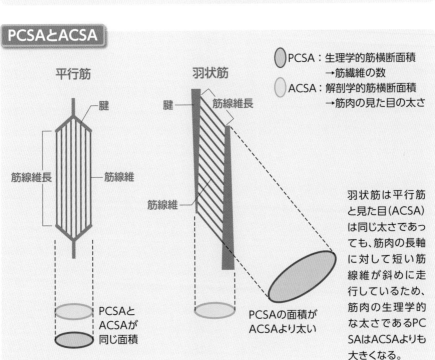

平行筋

腱

筋線維長 — 筋線維

羽状筋

腱

筋線維長

筋線維

PCSA：生理学的筋横断面積
→筋繊維の数

ACSA：解剖学的筋横断面積
→筋肉の見た目の太さ

PCSAとACSAが同じ面積

PCSAの面積がACSAより太い

羽状筋は平行筋と見た目（ACSA）は同じ太さであっても、筋肉の長軸に対して短い筋線維が斜めに走行しているため、筋肉の生理学的な太さであるPCSAはACSAよりも大きくなる。

遅筋線維と速筋線維

筋線維には遅筋線維と速筋線維筋があり、速筋線維はさらにタイプ分けできる。

代謝活性による筋線維の分類

筋線維には性質や特性が異なる複数のタイプがあり、その分類にもいくつかの方法がある。筋線維の最も基本となるタイプ分けが「遅筋線維」と「速筋線維」の分類である。骨格筋はすべて遅筋線維と速筋線維が混在していて、平均的な人間の骨格筋の場合、その比率はほぼ同率となっている。

遅筋線維と速筋線維の分類は電気刺激によって確認することができる。筋肉に単発の電気刺激を与えた時、**ゆっくり収縮するのが遅筋線維で、素早く収縮するのが速筋線維である**。

さらに筋線維は、主に有酸素性のエネルギー代謝を行う**遅筋型（SO）**と、主に酸素を用いず無酸素性のエネルギー代謝を行う**速筋型（FG）**に分けられる。

そこに**中間型（FOG）**を加えて、代謝活性の分類では3タイプとするのが一般的である。

タンパク質による分類

収縮タンパク質であるミオシンの酵素活性を染色法によって分類する「ATPase染色法」では、FGに相当するものをタイプⅡb、FOGに相当するものをタイプⅡa、SOに相当するものをタイプⅠとする。

さらに、もう少しわかりやすい分類法としてタンパク質レベルでミオシン分子（ミオシン重鎖：MHC）のタイプ分けが行われ、速筋線維がもっているミオシン分子は3タイプあることがわかった。このミオシン重鎖によって分類した4タイプ（MHCⅠ、MHCⅡa、MHCⅡx、MHCⅡb）が最近ではよく用いられている。

この分類法では、人体には速筋型のMHCⅡbがほとんどなく、代わりにMHCⅡxが多いと判明した。**かつてのタイプⅡbはほぼMHCⅡxをもつタイプⅡxだと考えれば良い。**

このように人間の骨格筋では、ミオシン重鎖による分類により、遅筋型のタイプⅠ（MHCⅠ）、中間型のタイプⅡa（MHCⅡa）、速筋型のタイプⅡx（MHCⅡx）に筋線維タイプが分けられるが、運動やトレーニングをすることによって速筋型のタイプⅡxから中間型のタイプⅡaへの移行が頻繁に起こることがわかっている（→4章P.146〜147）。

また、休養などによって筋肉をある程度の期間休ませると、タイプⅡaに移行した筋線維の一部がタイプⅡxに戻ることも確認されている。

遅筋線維と速筋線維の性質

※中間型：FOGおよびタイプⅡ（下図参照）
※「運動単位」については1章P.34〜35を参照

特徴 ＼ 筋線維タイプ	遅筋線維	速筋線維
筋組織の色	赤	白（※中間型はピンク）
収縮速度	遅	速
運動単位※の出力	低	高
持久力	高	低
筋疲労	遅	速
筋線維径	小	大
主要なエネルギー代謝	有酸素性代謝	無酸素性代謝
主要なエネルギー源	脂肪・糖	糖
動員される順番	速筋線維より先	遅筋線維より後
トレーニングによる変化	筋肥大しにくい	筋肥大しやすい

筋線維タイプの分類と性質

分類・性質 ＼ 筋繊維タイプ	遅筋線維	速筋線維		
エネルギー代謝に基づく分類	SO	FOG		FG
ATPase染色法	タイプⅠ	タイプⅡa	タイプⅡx	タイプⅡb
ミオシン重鎖 （タンパク質レベルの分類指標）	タイプⅠ (MHCⅠ)	タイプⅡa (MHCⅡa)	タイプⅡx (MHCⅡx)	タイプⅡb (MHCⅡb)
トロポニン(C/I) （筋収縮を制御する タンパク質の複合体）	遅筋型	速筋型	速筋型	速筋型
$Ca2^+ATPase$※ （エネルギーとなるアデノシン 三リン酸を分解する酵素）	遅筋型	速筋型	速筋型	速筋型
解糖系酵素活性 （活性レベルが高いほど無酸素性 のエネルギー代謝が活発になる）	低	高	高	高
酸化系酵素活性 （活性レベルが高いほど有酸素性 のエネルギー代謝が活発になる）	高	中間	低〜中間	低
ミトコンドリア数 （数が多いほど有酸素性の エネルギー代謝が活発になる）	多	中間	少〜中間	少
ミオグロビン量 （量が多いほど酸素を たくさん利用できる）	多	中間	少〜中間	少

※筋小胞体の膜上でカルシウムイオンを輸送（能動輸送）する働きをもつ「カルシウムポンプ」

主な骨格筋と抗重力筋

骨格筋は全身にあり、その一部は直立姿勢を維持する重要な役割も担っている。

全身の主な表層筋

背面

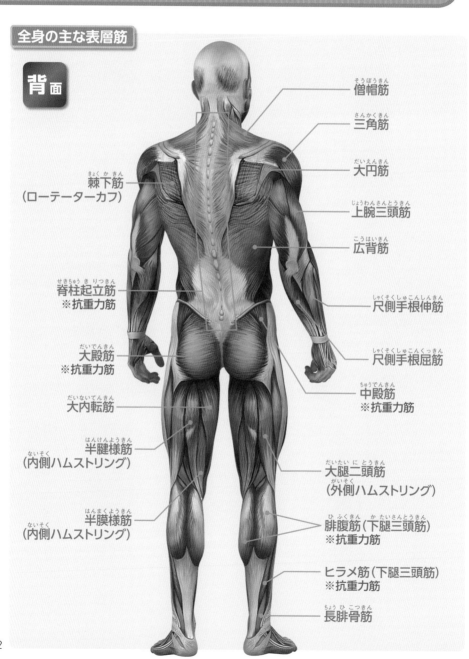

僧帽筋

三角筋

大円筋

上腕三頭筋

広背筋

尺側手根伸筋

尺側手根屈筋

中殿筋
※抗重力筋

棘下筋
（ローテーターカフ）

脊柱起立筋
※抗重力筋

大殿筋
※抗重力筋

大内転筋

半腱様筋
（内側ハムストリング）

半膜様筋
（内側ハムストリング）

大腿二頭筋
（外側ハムストリング）

腓腹筋（下腿三頭筋）
※抗重力筋

ヒラメ筋（下腿三頭筋）
※抗重力筋

長腓骨筋

抗重力筋(こうじゅうりょくきん)の役割

抗重力筋とは、体にかかる重力に対して直立姿勢を保つために働いている筋肉のこと。
脊柱起立筋→体幹伸展、殿筋群→股関節伸展、腓腹筋・ヒラメ筋→足関節底屈の動作を
それぞれ行いながら上体が前方に倒れたり曲がったりしないように常時支えている。

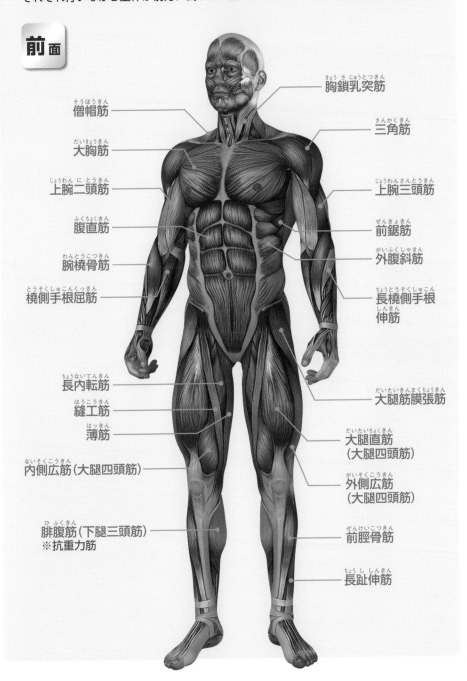

前面

胸鎖乳突筋(きょうさにゅうとつきん)

僧帽筋(そうぼうきん)

三角筋(さんかくきん)

大胸筋(だいきょうきん)

上腕二頭筋(じょうわんにとうきん)

上腕三頭筋(じょうわんさんとうきん)

腹直筋(ふくちょくきん)

前鋸筋(ぜんきょきん)

腕橈骨筋(わんとうこつきん)

外腹斜筋(がいふくしゃきん)

橈側手根屈筋(とうそくしゅこんくっきん)

長橈側手根伸筋(ちょうとうそくしゅこんしんきん)

長内転筋(ちょうないてんきん)

大腿筋膜張筋(だいたいきんまくちょうきん)

縫工筋(ほうこうきん)

薄筋(はっきん)

大腿直筋(だいたいちょくきん)(大腿四頭筋)

内側広筋(ないそくこうきん)(大腿四頭筋)

外側広筋(がいそくこうきん)(大腿四頭筋)

腓腹筋(ひふくきん)(下腿三頭筋)※抗重力筋

前脛骨筋(ぜんけいこつきん)

長趾伸筋(ちょうししんきん)

スタビリティマッスル

骨格筋の中には関節を動かすよりも、関節の安定に貢献している筋肉もある。

表層筋と深層筋

　P.22〜23で図解した骨格筋は、主に体の表面に位置する表層筋（アウターマッスル）。筋肉の凹凸を目である程度確認できる。特徴として表層筋は体積が大きく強い力を発揮できる筋肉が多い。それに対し、体の深部に位置する深層筋（インナーマッスル）は体積が小さく発揮できる筋力も比較的小さい筋肉が多い。脊柱に付着して頭部から骨盤まで連なる脊柱起立筋などは複数の筋肉の集合体であるため浅層の筋肉もあれば深層に位置する筋肉もある。

モビリティとスタビリティ

　骨格筋は、役割によってスタビリティマッスルとモビリティマッスルに分けることもできる。モビリティマッスルが関節を動かす役割をもっているのに対し、スタビリティマッスルは主に関節の安定に働く筋肉を指す。

　全般的にスタビリティマッスルは深層筋に多いが、肩甲骨の表面にある棘下筋のように表層筋でありながらスタビリティマッスルの要素が強い筋肉もある。逆に下腹深部にある大腰筋のように深層筋でありながら強力なモビリティマッスル（股関節屈曲の主働筋）

として働く筋肉もある。

　関節の支点から近い位置にある筋肉は、関節におけるテコのレバーが短いため（1章P.26〜27）、関節を動かす力は弱いものの、支点から近い位置に付着していることで、関節する骨と骨とを引き付けて安定させる役割を果たしている。さらに、スタビリティマッスルが関節の安定性に貢献することによって関節が動く軌道も安定する。

　表層筋と深層筋をそのままモビリティマッスルとスタビリティマッスルに当てはめることはできないが、関節の支点から近い位置にあり、テコのレバーが短い筋肉はスタビリティマッスルの要素が強いと考えられる。

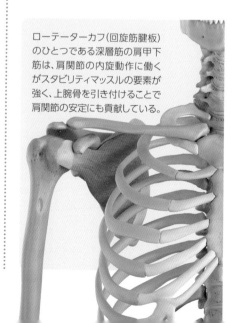

ローテーターカフ（回旋筋腱板）のひとつである深層筋の肩甲下筋は、肩関節の内旋動作に働くがスタビリティマッスルの要素が強く、上腕骨を引き付けることで肩関節の安定にも貢献している。

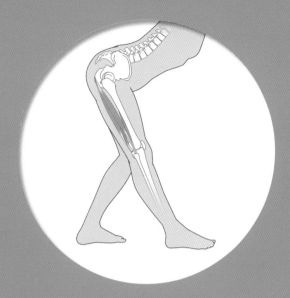

第1章

筋肉の働きと
関節動作

筋肉が収縮することにより関節が動き、身体動作となる。
筋肉の収縮（筋収縮）には動力源のエネルギーが必要であり、
筋肉にはエネルギーを作り出す代謝経路が複数存在する。

（※1章以降に出てくる「筋肉」はすべて「骨格筋」を指す）

筋収縮と関節動作

関節の動きには、筋肉が収縮した力を増減させるテコのしくみが関連している。

関節を動かすテコのしくみ

力を加える力点、力が働く作用点、回転軸となる支点の3点によってレバーを動かすしくみをテコとよぶ。

人体のあらゆる関節はテコのしくみによって動いている。テコには力で得をする（距離で損をする）「力型テコ」と、距離で得をする（力で損をする）「距離型テコ」があり、**人体の関節構造は典型的な距離型テコである。**

人体の関節は力点の位置が作用点よりも支点に近いため、わずかな筋収縮でも作用点（および作用点にかかる負荷）を長い距離動かせる。ただし、力点と作用点の距離が近いため強い筋収縮力を発揮する必要がある。

筋力と関節トルクの関係

人体の関節動作におけるテコのしくみは、骨格筋の停止部が力点、関節が支点となる（→P.27上図）。筋収縮の力（筋力）が力点を引くと、支点である関節のまわりにレバー（P.27上図では前腕部がレバー）を回転させる力が生じる。このレバーを動かす回転力を「関節トルク」という。

筋力はそのまま外部に発揮されるのではなく、関節トルクとして作用点か

ら外部へと発揮される。テコのしくみによって**筋力は回転トルクに変換される**というわけである。

モーメントアーム

テコのしくみにおける力点と支点の距離を「モーメントアーム」という。力点である停止部と支点である関節の距離が遠い筋肉はモーメントアームが長く、停止部と関節が近い筋肉はモーメントアームが短いということになる。

発揮した筋力が同じであれば、モーメントアームが長いほど関節トルクは大きくなる（力で得をする）。しかし、モーメントアームが長いということは力点と支点の距離が遠いということなので、作用点（および負荷）を動かすために、モーメントアームが短い筋肉よりも長い距離にわたって収縮する必要が生じる（距離で損をする）。

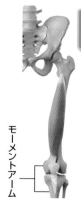

大腿四頭筋の モーメントアーム

膝関節伸展動作に働く大腿四頭筋（図は中間広筋）はいずれも支点の膝関節と停止部の距離が近くモーメントアームが短い筋肉。

モーメントアーム

モーメントアームと関節トルク（肘関節屈曲動作の例）

筋肉が縮んで力点（上腕二頭筋の停止部）を引くことにより、支点（肘関節）を回転軸にしたレバー（前腕）を動かす力（関節トルク）が生じる。筋肉が出した力はレバーを通して作用点（手先）から発揮される。

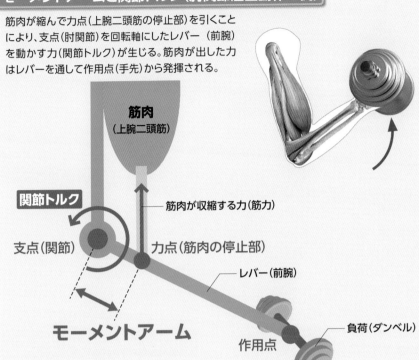

筋肉
（上腕二頭筋）

関節トルク

筋肉が収縮する力（筋力）

支点（関節）　　　力点（筋肉の停止部）

レバー（前腕）

モーメントアーム

作用点

負荷（ダンベル）

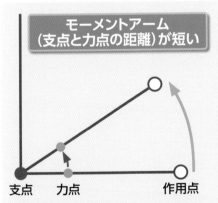

モーメントアーム（支点と力点の距離）が短い

支点　力点　　　　　　作用点

支点（関節）と力点（筋肉の停止部）の距離が近いとモーメントアームが短くなるため、筋肉を少し縮めるだけで作用点を大きく動かせる。その代わり、力点と作用点が遠いため筋肉が出した力は作用点に減衰して伝わる。

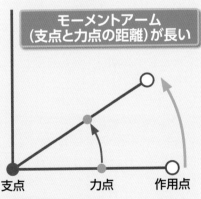

モーメントアーム（支点と力点の距離）が長い

支点　　　力点　　　　作用点

力点が支点から離れるとモーメントアームが長くなるため、筋肉をしっかり縮めなければ作用点を大きく動かせない。その代わり、力点と作用点の距離が近くなるため筋肉が出した力は作用点にあまり減衰せずに伝わる。

筋収縮のエネルギー①

筋肉を収縮させて関節を動かすには、運動を生み出すエネルギーが必要である。

エネルギー源となるATP

人体の細胞が生命活動をするためには必ずエネルギーが必要となる。ほぼすべての細胞にとって直接的なエネルギー源となるのは**ATP（アデノシン三リン酸）**とよばれる物質である。

筋線維（筋細胞）も細胞内に一定量のATPを蓄えており、筋収縮を行う際はATPがエネルギー源として利用される。**ATPが分解されてADP（アデノシン二リン酸）とリン酸（無機リン酸）が生成される過程で発生したエネルギーが、収縮タンパク質であるミオシンの分子運動を引き起こす。**

ただし、ATPはエネルギー源ではあるものの、直接食物から摂取して、補充する物質ではない。ほとんどのATPは筋肉の細胞内（筋線維内）でADPから再合成される。

瞬時に反応するATP-CP系

筋線維内には、ATPよりもクレアチリン酸（CP）という物質が多く蓄えられている。このクレアチリン酸を利用してATPを再合成する経路が「ATP-CP系」（またはPCr-Cr系）である。この経路は筋線維内のATPが分解されて減少すると、瞬時に反応して

ATPを補充する（→P.29上図・下図）。

筋線維内にはATPの5〜6倍の量ものクレアチリン酸が蓄えられているものの、瞬時にクレアチン（C）に分解されるため、ATP-CP系のみでは運動を長時間持続することができない。

例えば、スプリント動作（全力疾走）における消費エネルギーで換算すると、筋線維内のATPとクレアチリン酸をすべて使いきっても8秒間程度しか全力疾走を続けることができない。

摂取した栄養素の代謝経路

上記のように、体内にあるATPとクレアチリン酸はすぐに枯渇してしまうため、食物から摂取したエネルギーを使ってATPを再合成する経路が必要となる。その経路において主なエネルギー源となるのは「糖質」と「脂質」である。

さらに、タンパク質も体内で糖質が不足した場合などにはグルコース（血糖）になったり（糖新生）、アミノ酸が酸化系の経路によって分解されたりしてATPの再合成に使われる。

糖質の代謝経路は「解糖系」と「酸化系」の2つ。それに対し、脂質の代謝経路は「酸化系」のみとなっている（※詳細は→P.30〜31参照）。

ATP（アデノシン三リン酸）を再合成する3つの経路

ATP（アデノシン三リン酸）を再合成

代謝　　　　代謝

❶ATP-CP系

筋線維内にあるクレアチリン酸を使ってATPを再合成。筋線維内のATPが消費されると瞬時に反応する代謝経路。ただし、ATPを再合成できる量は少量。

❷解糖系（無酸素性）

筋線維内の筋グリコーゲンや血液中のグルコースをピルビン酸まで分解しATPを再合成。酸素を使わずに素早く代謝が進行するが少量のATPしか作れない。

❸酸化系

有酸素性の代謝経路。糖の場合はピルビン酸以降の分解経路。脂質は直接この経路に入り分解される。ATPを多量に作れるが酸素が必要で進行速度が遅い。

※解糖系と酸化系の代謝過程はP.31の図表を参照

ATP-CP系のATP再合成

ADPをATPに再合成

筋肉内にあるのクレアチリン酸がクレアチンとリン酸（無機）に分解され、リン酸がADPとくっつくことでATPが再合成される。

クレアチリン酸は瞬時に
ATPを補充するための
サブ燃料の役割

筋肉内にある
クレアチリン酸

ATP
（アデノシン三リン酸）

3つのリン酸

分解

リン酸

再合成

分解

ADP
（アデノシン二リン酸）

2つの
リン酸

クレアチン

分断された
リン酸

**筋収縮の
エネルギー
を産生**

筋収縮のエネルギー②

ATPの再合成には、脂肪や糖質をエネルギー源とする複雑な経路が存在する。

酸素を必要としない解糖系

食物から摂取した糖質は、血液中でグルコース（血糖）となり、筋線維内で筋グリコーゲンとして貯蔵される。

さらに肝臓でもグリコーゲンが貯蔵される（肝グリコーゲン）。体内にあるこれらの糖質をエネルギー源としてATP（アデノシン三リン酸）を再合成する経路が「解糖系」である。

解糖系には酸素を必要としないエネルギー代謝の過程（無酸素性解糖系）と、酸素を使ってエネルギー代謝を行う有酸素性の経路である「酸化系」に入っていく過程がある。

まずグリコーゲンがピルビン酸という物質まで分解されると、その過程でわずかながらATPが再合成される。この段階までは酸素を必要とせず、速やかにエネルギー代謝が進行する。

解糖系から酸化系に移行

無酸素性の解糖系においてグリコーゲンが分解されてできたピルビン酸は、ミトコンドリア（エネルギーの合成を行う細胞小器官）に入り、酸化系の代謝経路へと移行する。

ミトコンドリア内ではTCA回路（有酸素性エネルギー代謝の化学反応経路）

が回り、ピルビン酸は最終的に二酸化炭素にまで分解される。TCA回路で発生した水素イオンは（H^+）は電子伝達系に入り、この反応系が多量のATPを合成する。エネルギー代謝系全体の反応速度は、❶解糖系、❷酸化系の順になるが、酸化系は段階が多くて反応が遅い分、大量のATPを再合成することができる。また、速筋線維ではピルビン酸が乳酸となり、その乳酸が遅筋線維のエネルギー源として再利用される（→5章P.172〜173を参照）。

脂質は酸化系で代謝される

一方、脂質は脂肪酸として筋線維に取り込まれ、β-酸化という過程を経てアセチルCoAとなりTCA回路に入っていく。すなわち**脂肪酸は酸化系の経路でのみ代謝される**。速筋線維では無酸素性解糖系が発達している反面、酸化系の活性は低い。逆に遅筋線維では酸化系が発達している反面、解糖系の活性が低い性質をもっている。

ジョギングやウォーキングといったATPがゆるやかに消費される低強度の運動では、酸素を取り込みながら時間をかけてATPを再合成できるため、酸化系のエネルギー代謝が中心となる（→7章P.204〜205を参照）。

「解糖系」と「酸化系」のATP再合成

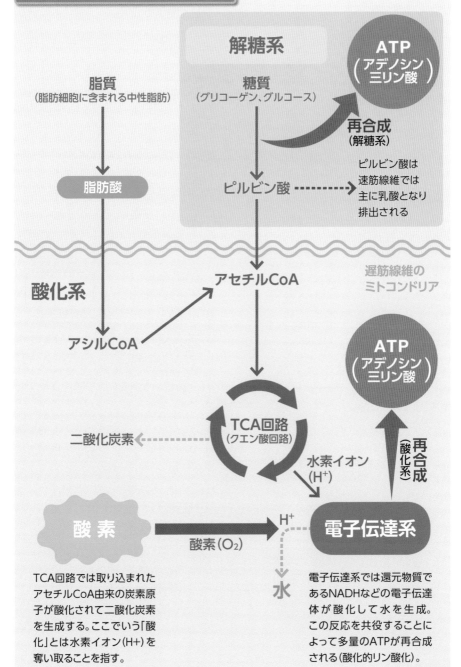

解糖系

脂質
（脂肪細胞に含まれる中性脂肪）

糖質
（グリコーゲン、グルコース）

ATP
（アデノシン三リン酸）

再合成
（解糖系）

ピルビン酸は速筋線維では主に乳酸となり排出される

脂肪酸

ピルビン酸 ┈┈┈┈➤

酸化系

アセチルCoA

遅筋線維のミトコンドリア

アシルCoA

ATP
（アデノシン三リン酸）

二酸化炭素 ⬅┈┈┈┈

TCA回路
（クエン酸回路）

水素イオン
（H⁺）

再合成
（酸化系）

酸 素

酸素（O_2）

H⁺

↓

水

電子伝達系

TCA回路では取り込まれたアセチルCoA由来の炭素原子が酸化されて二酸化炭素を生成する。ここでいう「酸化」とは水素イオン（H+）を奪い取ることを指す。

電子伝達系では還元物質であるNADHなどの電子伝達体が酸化して水を生成。この反応を共役することによって多量のATPが再合成される（酸化的リン酸化）。

筋収縮の性質と拮抗筋

筋肉は収縮する性質をもっているが、みずからの力で伸長する性質は備えていない。

筋収縮は1次元1方向のみ

　筋線維その長軸方向にしか力を発揮できない（1次元）。さらに中心方向に収縮することしかできない（1方向）。つまり筋肉の収縮とは、両端（起始部と停止部）を中心に向かって最短距離で近づける動きになる。

　このように1次元1方向の性質をもつ筋肉は収縮することしかできず、みずからの力で伸びることはできない。脱力すれば力を入れた状態の筋肉は弛緩するものの長く伸びることはない。

　しかし、実際には収縮した筋肉が縮んだまま元に戻らないということはない。**筋肉はそれぞれ自分を伸ばしてくれるパートナーをもっている。それがいわゆる「拮抗筋」である。**

筋肉は1次元1方向にしか縮めない

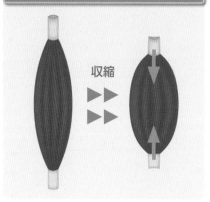

収縮

拮抗筋の関係性とバランス

　拮抗筋は基本的に同じ関節を動かす屈筋と伸筋の組み合わせになっている。位置関係でいえば体の前面と背面にあり、お互いをサポートしている。

　肘関節の拮抗筋である上腕二頭筋（屈筋）と上腕三頭筋（伸筋）の例でいうと、上腕の前面にある上腕二頭筋が収縮すると、拮抗関係にある後面の上腕三頭筋が伸ばされる。逆に上腕の後面にある上腕三頭筋が収縮すると、前面の上腕二頭筋は伸ばされる。

　ただし、これがダンベルを持って肘を曲げ伸ばしする運動になると、ダンベルの重さが筋肉を伸ばす負荷となるため拮抗筋はほとんど働かない。

　屈筋がスピード重視型、可動域重視型であるのに対し、伸筋は力重視型の構造となっているため、拮抗筋は必ずしもバランスが取れているわけではない。膝関節の拮抗筋である大腿四頭筋（伸筋）とハムストリング（屈筋）では、一般的に伸筋である大腿四頭筋のほうが約2倍もの筋力をもっている。

　この筋力差はスポーツ競技になると発揮できるパフォーマンスの制限やハムストリングの肉離れなどにつながるため、アスリートであれば拮抗筋をバランス良く鍛えることも重要となる。

拮抗筋による拮抗関係（上腕二頭筋と上腕三頭筋の例）

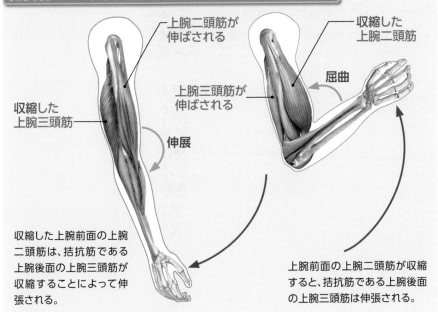

上腕二頭筋が
伸ばされる

収縮した
上腕二頭筋

屈曲

上腕三頭筋が
伸ばされる

収縮した
上腕三頭筋

伸展

収縮した上腕前面の上腕
二頭筋は、拮抗筋である
上腕後面の上腕三頭筋が
収縮することによって伸
張される。

上腕前面の上腕二頭筋が収縮
すると、拮抗筋である上腕後面
の上腕三頭筋は伸張される。

主な拮抗筋（拮抗関係筋）

筋名（人体前面の筋肉）と拮抗する働き	筋名（人体後面の筋肉）と拮抗する働き
●上腕前面 じょうわんにとうきん **上腕二頭筋**（肘関節屈曲）	●上腕後面 じょうわんさんとうきん **上腕三頭筋**（肘関節伸展）
●前腕前面 **手関節屈筋群**（手関節屈曲）	●前腕後面 **手関節伸筋群**（手関節伸展）
●胸部 だいきょうきん **大胸筋**（肩関節水平内転）	●上背部 こうはいきん **広背筋**（肩関節水平外転）
●腹部 ふくちょくきん **腹直筋**（体幹屈曲）	●背中 せきちゅうきりつきん **脊柱起立筋**（体幹伸展）
●下腹 ちょうようきん **腸腰筋**（股関節屈曲）	●殿部 だいでんきん **大殿筋**（股関節伸展）
●太もも前面 だいたいしとうきん **大腿四頭筋**（膝関節伸展）	●太もも後面 **ハムストリング**（膝関節屈曲）
●下腿前面 ぜんけいこつきん **前脛骨筋**（足関節背屈）	●下腿後面 ひふくきん **腓腹筋・ヒラメ筋**（足関節底屈）

筋収縮の運動単位

筋肉は複数の神経細胞に支配され、筋肉や部位によって支配領域の大きさが異なる。

1本の神経に複数の筋線維

　筋肉の収縮は、大脳の運動野（神経細胞が集まった大脳皮質の一部）から収縮指令を受けることで起こる。大脳を経由せず筋肉が反応を起こす「反射」（→P.55参照）を除けば、随意筋である骨格筋は意思のもとに収縮する。これを「随意筋収縮」とよぶ。

　筋肉を構成する筋線維はすべて運動神経（運動ニューロン）とつながっていて、大脳からの指令を受け取るものの、1本の神経に1本の筋線維がつながっているというわけではない。

　運動神経は脊髄の中の前角という場所にある神経細胞体から軸索（神経線維）を伸ばし、この軸索がいくつも枝分かれしながら、それぞれ複数の筋線維とつながっている。

　1個の運動神経が支配している筋線維のグループを「運動単位（モーターユニット）」とよぶ（→P.35上図）。

筋肉は運動単位ごとに動く

　運動神経が大脳からの収縮指令を受けて活動電位を発すると、その神経が支配する運動単位ではすべての筋線維が収縮する。同じ運動単位に属する筋線維が一部だけ収縮するようなことはない。どのような場合でも筋肉の収縮は必ず運動単位ごとに行われる。

　ひとつの筋肉の中に数多くの運動単位があり、筋肉によって運動単位の大きさはかなり異なる。1個の運動神経が支配する筋線維の数（神経支配比）は、小さいもので数十本、大きなもので2000本以上にもなる。

　すなわち神経支配比が大きい筋肉は運動単位も大きく、少ない運動単位の活動で強い力を出せる。逆に神経支配比が小さい筋肉は出せる力も小さい。

　また、同じ筋肉でも持続的動作に使われることが多い遅筋線維より、強い力を発揮する際に動員される速線線維のほうが運動単位は大きくなっている。

運動単位と人体動作の関係

　運動単位が大きい筋肉は、必然的に運動単位の数が少なくなる。これは筋肉への指令系統が少ないということなので細かい動きには不向きとなる。その代わり大きな力を一気に出せる。

　人体の場合、細かい動きが必要な顔や手先の筋肉は運動単位が小さく、細かい動きより一気に強い力を出す動きが多い脚の筋肉は運動単位が全般的に大きい。運動単位の大きさは部位ごとの役割に適しているといえる。

随意筋収縮の運動単位

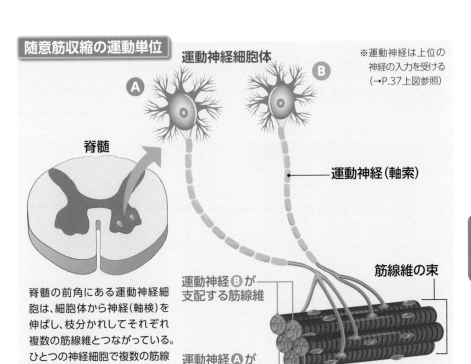

運動神経細胞体

Ⓐ　Ⓑ

脊髄

※運動神経は上位の
神経の入力を受ける
（→P.37上図参照）

運動神経（軸索）

運動神経Ⓑが
支配する筋線維

筋線維の束

運動神経Ⓐが
支配する筋線維

脊髄の前角にある運動神経細胞は、細胞体から神経（軸検）を伸ばし、枝分かれしてそれぞれ複数の筋線維とつながっている。ひとつの神経細胞で複数の筋線維を支配している。

神経支配比による違い

機能・特徴 ＼ 神経支配比	支配する筋線維が少ない	支配する筋線維が多い
運動神経細胞	小さい	大きい
運動単位のサイズ	小さい	大きい
出力レベル	小さい	大きい
動作	細かい動きができる	細かい動きはできない
主な部位	手先、足先、表情筋 など	お尻、太もも、ふくらはぎ など

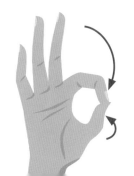

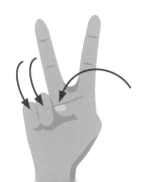

手先には運動単位の小さい筋肉が集まっているため、細かい動きや微妙な力加減が可能となる。筋肉の運動単位の大きさは部位ごとに適切なサイズとなっている。

運動単位の活動法則

筋肉から発揮される力の大きさは、動員される運動単位の数によって決まる。

運動単位の活動は0か1

筋肉は運動単位ごとに活動するが、運動単位の活動は基本的に「0」か「1」かの2通りしかない。筋線維の活動は細胞がもつ電位の変化で起こり、活動電位（神経や筋肉の細胞内で起こる一過性の電位変化）を発すればオンになり、発しなければオフになる。筋収縮が起こる時は、10～100ヘルツの頻度で繰り返し活動電位が発せられる。これにともなう収縮を強縮という。

運動単位数で決まる発揮筋力

筋肉から発揮される力（筋力）は、その筋肉に含まれる運動単位をどれだけ活動させるかによって増減する。例えば、強い力を出したい時は大脳からの指令でたくさんの運動神経が活動し、逆に強い力を必要としない時は、動員される運動単位の数が間引かれる。

小さい運動単位は出せる力も小さいため、運動単位が小さいほど力の微妙な強弱をつけられる。指先を動かす時などは小さい運動単位を足し引きすることで繊細な動きに対応している。

また、運動単位の動員には優先順位があり、小さい運動単位から動員される。これを「サイズの原理」という。

小さな運動単位は主に遅筋線維を支配する。筋肉が徐々に力を出す時は遅筋線維から動員され、運動単位の大きい速筋線維は後回しになる。速筋線維の動員には少なくとも最大筋力の50%以上（65～70% 1RM）が必要であり、筋トレで重い負荷をかけるのも筋肥大しやすい性質の速筋線維を動員するため。日常生活における筋力発揮は最大筋力の20%程度なのでほぼ遅筋線維しか使われていないと考えられる。

中枢神経系によるブレーキ

強い力を出すほど多くの運動単位が動員される。しかし、最大筋力を発揮した時にすべての運動単位が動員されるわけではない。筋肉につながる神経に電気刺激を与えると、随意最大収縮（みずからの意思で発揮できる最大筋力）よりも大きな筋力が発揮される。これは運動神経の大もとである中枢神経系でブレーキをかけているため。意識では最大筋力を出しているつもりでも、脳のほうで出力を抑制している。

しかし、高負荷の筋力トレーニングを継続して行うと中枢神経系のブレーキは低減することがこれまでの研究でわかっている。筋トレには動員される運動単位の数を増やす効果もある。

発揮される筋力と運動単位の関係

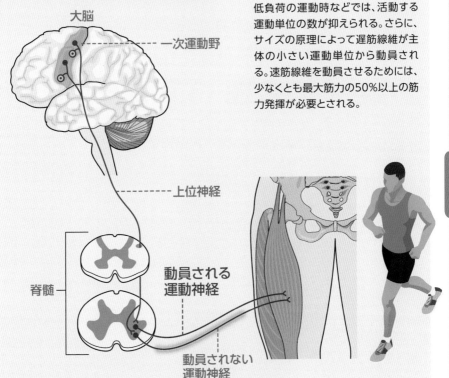

大脳

一次運動野

上位神経

脊髄

動員される
運動神経

動員されない
運動神経

低負荷の運動時などでは、活動する
運動単位の数が抑えられる。さらに、
サイズの原理によって遅筋線維が主
体の小さい運動単位から動員され
る。速筋線維を動員させるためには、
少なくとも最大筋力の50%以上の筋
力発揮が必要とされる。

筋トレで中枢神経系のブレーキは軽減できる

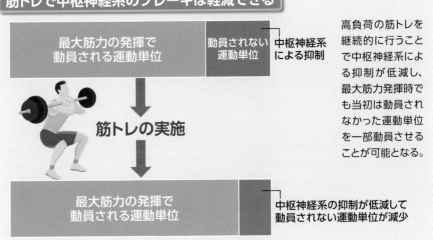

最大筋力の発揮で
動員される運動単位

動員されない
運動単位

中枢神経系
による抑制

筋トレの実施

最大筋力の発揮で
動員される運動単位

中枢神経系の抑制が低減して
動員されない運動単位が減少

高負荷の筋トレを
継続的に行うこと
で中枢神経系によ
る抑制が低減し、
最大筋力発揮時で
も当初は動員され
なかった運動単位
を一部動員させる
ことが可能となる。

筋肉の長さと収縮様式

筋肉の収縮活動は、筋肉の長さの変化によって3つの様式に分類される。

長さ変化で筋収縮を分類

物を持ち上げる時、動きに関与する筋肉は収縮することで関節を動かし、物を移動させる。同様に物を下ろす時、物を支える時にも同じように筋肉は収縮して力（筋力）を発揮している。

物を持ち上げる動き、同じ高さで保持する動き、下ろす動きでは筋肉の長さ変化の様式が異なっている。

筋肉が力を出しながら短くなる筋活動を「短縮性収縮（コンセントリック収縮）」という。それに対し、筋肉が力を出しながら外力によって伸ばされる筋活動を「伸張性収縮（エキセントリック収縮）」という。さらに、筋肉が同じ長さのまま力を出し続ける筋活動を「等尺性収縮（アイソメトリック収縮）」という。ダンベルやバーベルなどの負荷と発揮できる筋力が完全に拮抗して筋肉が同じ長さのまま収縮を続ける状態であれば、負荷の重さがそのまま最大筋力ということになる。

ほかにも、筋肉が一定の力を出しながら筋活動を行う等張性収縮、筋肉が一定の速度で短縮↔伸張する等速性収縮などの分類がある。トレーニング科学の分野では、等速性収縮の筋力を評価する場合が多く、専門機器を用いた計測が頻繁に行われている。

短縮性収縮と伸張性収縮

P.39の上図のように、ダンベルを下ろす動き（エキセントリック収縮）では、重力で落下するダンベルに対し、上腕二頭筋によってブレーキをかける動きが働いている。この時、上腕二頭筋は収縮して力を出しながらダンベルの重さによって長く伸ばされる。

同じ筋収縮でも、筋肉が短くなる短縮性収縮とは長さの変化が逆になる。持ち上げる動きと、ブレーキをかけながら下ろす動きにはどのような違いがあるのか。そこにも運動単位が関係している。（→詳細はP.40〜41）。

多用されるブレーキの働き

エキセントリック収縮によるブレーキの働きは、日常生活からスポーツまで幅広い場面で使われている。

荷物をそっと床に置く、イスやソファにゆっくり腰を下ろす、階段を減速して下りる、などの動きにおいてブレーキをかける働きが使われている。

スポーツでは、野球のピッチング動作やフェンシングの踏み込み動作において、前方へ踏み出した脚にブレーキをかけることで重心移動をコントロールしている（→P.39下図）。

筋肉の長さ変化による筋収縮の分類

● 短縮性収縮（※求心性収縮）
（コンセントリック収縮）

筋肉が収縮して力を出し、筋肉の長さが短くなる。筋トレにおいてダンベルやバーベルなどの負荷を持ち上げる時の筋肉の収縮。

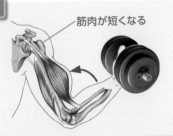

筋肉が短くなる

● 等尺性収縮
（アイソメトリック収縮）

筋肉が長さを変えずに力を出し続ける。ダンベルやバーベルを持ち上げたまま同じ高さでキープする時の筋肉の収縮。

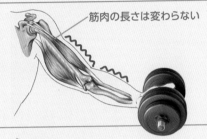

筋肉の長さは変わらない

● 伸張性収縮（※遠心性収縮）
（エキセントリック収縮）

筋肉が収縮して力を出しながら筋肉の長さは外力によって長く伸ばされていく。ブレーキをかけながら、ダンベルやバーベルをゆっくり下ろす時の筋肉の収縮。

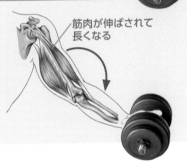

筋肉が伸ばされて長くなる

エキセントリック収縮によるブレーキの働き（例）

膝関節伸展の力で重心移動にブレーキをかける

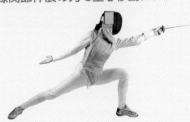

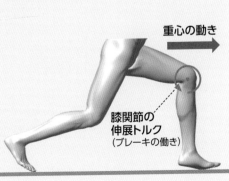

重心の動き

膝関節の
伸展トルク
（ブレーキの働き）

大腿四頭筋でブレーキをかける動きは、片足を踏み出すスポーツにおいて特に重要となる。フェンシングの踏み込み動作でも、大腿四頭筋の力で前脚の膝関節の伸展トルクが発揮され、重心移動にブレーキをかけている。

エキセントリック収縮

エキセントリック収縮（伸張性収縮）では、動員される筋線維の数が少なくなる。

働く筋線維の数が間引かれる

持ち上げたダンベルを減速して下ろす動き（エキセントリック収縮）では、重力で落下するダンベルに対し、上腕二頭筋でブレーキをかける動きが発揮される。持ち上げる動きと下ろす動きでは動作の方向が真逆でありながら、ともに肘を曲げる力が発揮されている。

しかし、短縮性収縮（コンセントリック収縮）である持ち上げる動きと、エキセントリック収縮である下ろす動きでは、動員される運動単位の数、筋線維の数が異なっている。仮に**持ち上げる動きで100本の筋線維が動員されているとしたら、下ろす動きでは数十本の筋線維しか使われていない**。同じ肘を曲げる動きでも、動員される筋線維の数が間引かれることでダンベルの重さに耐えられなくなり、下ろす動きに移行するというわけである。

筋線維1本あたりの負担は増

前述したように、エキセントリック収縮が起こるのは、主に筋力をブレーキとして働かせる状況であり、動員される筋線維の数は、中枢神経系がブレーキの強度（下ろす速度）に合わせて絶妙にコントロールしている。

下ろす動きでは、少ない筋線維が目一杯の力でブレーキをかけながら引き伸ばされる状態になるため、筋線維1本1本にかかる負荷は、持ち上げる動き（短縮性収縮）よりも大きくなる。**エキセントリック収縮では、等尺性収縮（アイソメトリック収縮）の1.5〜1.8倍もの最大筋力を発揮できること**がこれまでの研究でわかっている。

速筋線維を優先的に動員

エキセントリック収縮の局面では、動員される筋線維1本1本の負担が大きくなるため、筋力トレーニングでしっかり負荷をかけると運動後の筋肉痛や筋力低下が起こりやすくなる。しかし、その分だけ筋肥大を促進させる筋線維の損傷による刺激（→2章P.76〜77）を得られるメリットもある。

エキセントリック収縮の最大の特長は、サイズの原理（→P.36〜37）を度外視して筋肥大しやすい性質をもつ速筋線維が優先的に動員されること。ブレーキを素早く効かせるために、防御的反射として遅筋線維より素早く力を発揮できる速筋線維が動員されるものと考えられる。こうした理由から筋トレで筋肥大するには、上げる動きだけでなく下ろす動きも重要となる。

働く筋線維の数が間引かれるエキセントリック収縮

コンセントリック収縮 （短縮性収縮）	エキセントリック収縮 （伸縮性収縮）	エキセントリック収縮 （※速く下ろす場合）

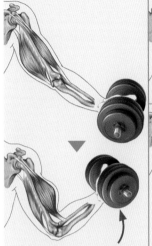

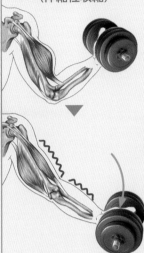

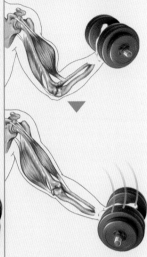

ダンベルを持ち上げる動き（コンセントリック収縮）では負荷の重さを超える力の発揮を可能とするために十分な数の筋線維が動員される。

下ろす動きでは持ち上げる動きより働く筋線維の数が減り（グレー部分）、1本1本の筋線維が大きな力を発揮しながら引き伸ばされる。

下ろす速度が速くなるほど働く筋線維数は間引かれる。1本の筋線維が発揮する力は増し、最大で持ち上げる動きの2倍近くになることも。

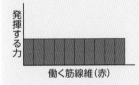

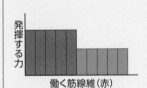

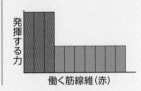

筋トレにおけるエキセントリック収縮のメリットとデメリット

メリット	デメリット
●持ち上げる動きの2倍近い力を筋線維に発揮させて鍛えられる	●動員される筋線維の数が減る
●筋肥大を促進する因子である筋線維の損傷が起こりやすい	●筋肉痛が起こりやすくなる
●筋肥大しやすい性質の速筋線維が動員される	●運動後の筋力低下が大きい

筋肉の長さと筋力の関係

筋肉および筋線維にはそれぞれ筋力を発揮するために最適となる長さがある。

筋肉の長さと出力の関係

筋肉は長さによって発揮できる力（筋力）が変化する性質をもっている。例えば、肘関節にモーターを埋め込んで肘先を動かす場合、肘関節は一定の速度と力で可動する。それに対し、筋肉が作動域（最大短縮位から最大伸張位まで）において発揮できる力は一定せず、中間的な長さ（至適長）の時に発揮できる力が最大になる。

筋肉が長く伸ばされた状態では発揮できる力が小さくなる。同様に筋肉が短く収縮した状態でも強い力を出せなくなる（→P.43上図）。これらの理由は筋線維の構造から説明できる。

筋肉を構成する筋線維は、ミオシンフィラメントとアクチンフィラメントが滑り合うことによって収縮している（→P.43中央図）。

2つのフィラメントのオーバーラップ（重なり合い）が大きくなると発揮できる力も大きくなるが、ミオシンフィラメントがZ膜（サルコメアを仕切る網目状の構造）にぶつかるまで短く収縮すると反発力が生じて発揮できる力は急激に減少する。逆に筋線維を至適長より長く伸張していくと、フィラメントの重なり合いが小さくなるため出せる力はやはり小さくなる。

これは同様の構造をもつすべての筋肉に共通している性質である。

筋力と関節トルクの関係

人体において筋力は関節トルクとして発揮される（→P.26～27）。直線運動である筋収縮の力を、回転運動である関節動作へと変換している。

このメカニズムをふまえると、関節は筋肉が収縮する方向と、関節のレバーが動く方向の2つが一致し、力のロスが少なくなるほど効率良く力を発揮できる。肘関節の屈曲と上腕二頭筋の関係でいえば、上腕二頭筋が一定の力を発揮すると仮定した場合、肘の角度が90度で関節トルクは最大となる。

肘の角度が90度から離れるほど上腕二頭筋の収縮方向とレバー（肘先）の動く方向がズレるため、肘が伸びきった状態は関節トルクを発揮するうえで最も不利となる（→P.43下図）。

しかし、実際には肘が伸びきった状態でもある程度の関節トルクが発揮される。これは人体内での筋肉の作動域がP.43上図の❶～❷の領域に限定されているため。肘が伸びると関節トルクは小さくなるが、上腕二頭筋の出力が大きくなることで関節トルクの低減を補っているというわけである。

筋肉（筋線維）の長さと筋力（張力）の関係

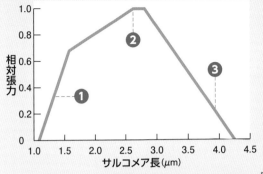

単一の筋線維の長さ（サルコメア長）と発揮される筋力（張力）の関係をグラフ化。筋線維を1本だけ採取し、長さを変えて等尺性収縮の筋力を計測する実験などから、人間の筋肉ではサルコメア（筋節）の長さが2.5〜2.7μmという中間的な長さで最大の張力が発揮されるということがわかる。

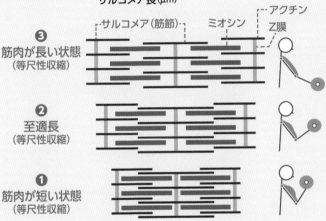

❸ 筋肉が長い状態（等尺性収縮）

❷ 至適長（等尺性収縮）

❶ 筋肉が短い状態（等尺性収縮）

筋線維が最大張力を発揮できるサルコメアの長さを至適長（至適筋節長）という。至適長よりサルコメアが短く（または長く）なるほど筋線維が発揮できる力は最大張力より小さくなっていく。

上腕二頭筋の長さと筋力（等尺性筋力）の関係

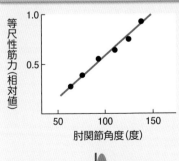

人体における関節可動域は、筋肉の作動域よりはるかに狭い。例えば、肘関節の屈曲筋（上腕二頭筋）では、関節角度（180度が最大伸展位）の増加とともに筋力が増大することから、上図の「筋線維の長さと張力の関係」では❶〜❷の部分しか使われていないことがわかる。肘関節の伸展とともに張力の発揮方向とトルクの発揮方向が一致しなくなるので、こうした筋線維と張力の関係は好都合といえる。

➡ ：筋肉が収縮する方向
➡ ：トルク発揮方向

主働筋と協働筋

各関節動作にはそれぞれ複数の筋肉が関与し、貢献度の高い筋肉を主働筋とよぶ。

関節動作の主働筋と協働筋

　ほとんどの関節動作は、複数の筋肉が関与することにより成り立っている。ただし、動作への貢献度は各筋肉によって異なり、最も貢献度が高く中心的な役割を果たしている筋肉を「主働筋」とよぶ。それに対し、動作に関与はするものの、主働筋より貢献度が低い筋肉は「協働筋」とよばれる。協働筋は主働筋とともに働き、より強い関節トルクの発揮をサポートしている。

　筋力トレーニングを行う際も、各種目のメインターゲットとなる筋肉を主働筋、サブのターゲットとなる筋肉を協働筋とよぶ。一般的に筋トレ種目の場合は、筋肥大につながる強い負荷がかかる筋肉を主働筋とするため、複数の筋肉を主働筋とみなす種目もある。

　筋トレ種目は協働筋の数が多いほどトレーニングの容量（運動ボリューム）も大きくなる。同じ関節動作で鍛える種目でもマシン種目は動作の軌道が安定するため、フリーウエイト種目より協働筋の数が少なくなり、運動のボリュームも小さくなる。

筋トレの主働筋と協働筋

　各関節動作における主働筋と協働筋は、筋生理学などによりひと通り確認されていて、個人差はほとんどない。

　しかし、筋トレはひとつの関節だけでなく、複数の関節が関わる種目が多いため、筋トレにおける主働筋と協働筋は少し体勢を変えたり、動きの軌道を変えたりするだけで変化する。

　この点をふまえたうえでトレーニングを行わないと、強化したい筋肉と実際に鍛えている筋肉が違っている、ということにもなりかねない。筋トレではそういったケースが多々起こるため注意して行う必要がある。

体勢や軌道で変わる主働筋

　筋トレ種目では、同じ関節動作でもダンベルを持つグリップ（手首）の回旋角度（回内位・回外位）、バーベルのバー（シャフト）を握るグリップ幅（手幅）、上体の角度、スタンスの広さ（足幅）などによって各関節動作の角度や軌道が微妙に変わるため、それにともなって主働筋、協働筋も変化する。

　さらに、背中の広背筋や肩の三角筋（後部）を鍛える種目では、肩甲骨の動きを意識することによって僧帽筋にかかる負荷が大きくなったり、主働筋のひとつになったりするので、事前に鍛えたい筋肉を決めてから実施する。

グリップ（手首）の回旋角度により主働筋が変わる例

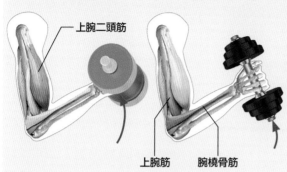

ダンベルカール　　　　ダンベルハンマーカール

上腕二頭筋

上腕筋　　　腕橈骨筋

手の平を上に向けたグリップ（前腕回外位）で肘関節を屈曲するダンベルカールでは上腕二頭筋が主働筋となるが、親指を上に向けて（前腕中間位）で肘を曲げるハンマーカールでは橈骨に付着する上腕二頭筋の停止部が支点の肘関節に近づきモーメントアームが短くなるため、尺骨に停止する上腕筋、腕橈骨筋が主働筋となる。

上体の角度により主働筋が変わる例

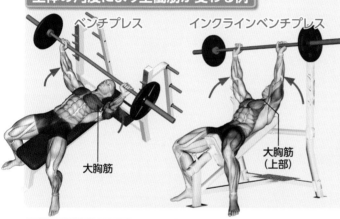

ベンチプレス　　　インクラインベンチプレス

大胸筋

大胸筋（上部）

水平に寝た体勢で肩関節を水平内転するベンチプレスでは、大胸筋（主に中部）が主働筋となるが、上体を45度前後起こして行うインクラインベンチプレスでは、腕の軌道が斜め上方向への水平内転動作となるため、大胸筋の上部が主働筋となる。

特定の動きを意識することで主働筋が増える例

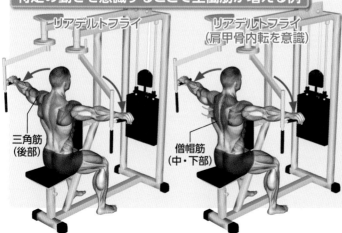

リアデルトフライ　　　リアデルトフライ（肩甲骨内転を意識）

三角筋（後部）

僧帽筋（中・下部）

両腕を水平面で後方に振るリアデルトフライでは、三角筋の後部が主働筋となるが、左右の肩甲骨をしっかり寄せる動き（肩甲骨内転）を意識して腕を開くと、三角筋の後部だけでなく僧帽筋の中・下部も主働筋となる。

単関節筋と二関節筋

骨格筋にはひとつの関節だけでなく、異なる2つの関節をまたいでいる筋肉がある。

2つの関節をまたぐ二関節筋

　基本的に筋肉（骨格筋）はひとつの関節をまたぎ、またいでいる関節の動きに関与する単関節筋であるが、なかには2つの関節をまたぐ「二関節筋」も存在する。また、3つ以上の関節をまたぐ筋肉は多関節筋とよばれる。

　二関節筋の中には、上腕三頭の長頭のように一部分だけが二関節筋となっている筋肉もある（→P.47下図）。4つの筋肉の複合筋である大腿四頭筋も中央の大腿直筋だけが二関節筋である。

二関節筋の構造を意識する

　二関節筋を鍛えるには、筋肉の構造を意識して2つの関節を連動させる必要がある。上腕前面の上腕二頭筋は、肘関節と肩関節をまたぐ二関節筋であるため、肘を伸ばすだけでなく、肩関節を伸展して腕を後方へ振らないと筋肉全体が伸びない。鍛える場合でも腕を前方に振って肩関節を屈曲したポジションで肘を曲げるのと、腕を後方に振って肩関節を伸展したポジションで肘を曲げるのとでは、筋肉に与える刺激が大きく異なる（→P.47上図）。

　太もも前面の二関節筋である大腿直筋は、大腿四頭筋のひとつであり膝を伸ばす動きの主働筋として働きつつ、太ももを前方に振る股関節屈曲の動きにも強く働くため、レッグレイズ系の種目でも鍛えることができる（下図）。

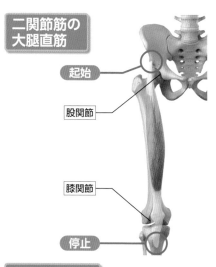

二関節筋の大腿直筋

- 起始
- 股関節
- 膝関節
- 停止

主な二関節筋

筋名 ＼ 関節動作	またいでいる関節	主な働き
上腕二頭筋	肘関節／肩関節	肘関節屈曲／肩関節屈曲
上腕三頭筋（長頭）	肘関節／肩関節	肘関節屈伸展／肩関節伸展
大腿直筋（大腿四頭筋）	膝関節／股関節	膝関節伸展／股関節屈曲
ハムストリング（大腿二頭筋、半膜様筋、半腱様筋）	膝関節／股関節	股関節伸展／膝関節屈曲
腓腹筋	足関節／膝関節	足関節底屈／膝関節屈曲

二関節筋を鍛える際のポイント(上腕二頭筋の場合)

二関節筋である上腕二頭筋は、肘関節屈曲動作と肩関節屈曲動作にそれぞれ働くため、同じ肘を曲げる運動でも、肩関節のポジション(角度)によって筋肉への刺激が異なる。

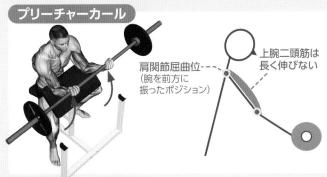

プリーチャーカール

肩関節屈曲位
(腕を前方に振ったポジション)

上腕二頭筋は長く伸びない

プリーチャーカールでは、腕を前方に振って上腕二頭筋が緩んだ状態で肘を曲げるため、筋肉が短く収縮したポジションでの刺激が強い。

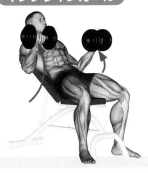

インクラインカール

肩関節伸展位
(腕を後方に振ったポジション)

上腕二頭筋が長く伸びる

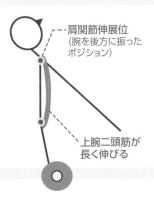

インクラインカールでは、腕を後方に振って上腕二頭筋を伸ばした状態で肘を曲げるため、筋肉が長く伸張したポジションで刺激できる。

単関節筋と二関節筋を併せもつ上腕三頭筋

上腕後面にある上腕三頭筋は外側頭と内側頭が単関節筋であるのに対して、長頭だけが肩関節もまたいでいる二関節筋。長頭は単関節筋とともに肘を伸ばす動きの主働筋として働きつつ、腕を後方に振る肩関節伸展の動きにも貢献する。

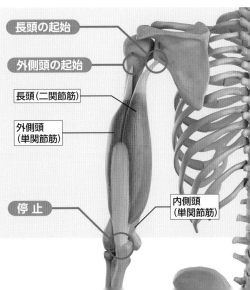

長頭の起始

外側頭の起始

長頭(二関節筋)

外側頭
(単関節筋)

停止

内側頭
(単関節筋)

全身の主な関節動作

人体のあらゆる動きは、全身の関節が複合的に可動することにより成り立っている。

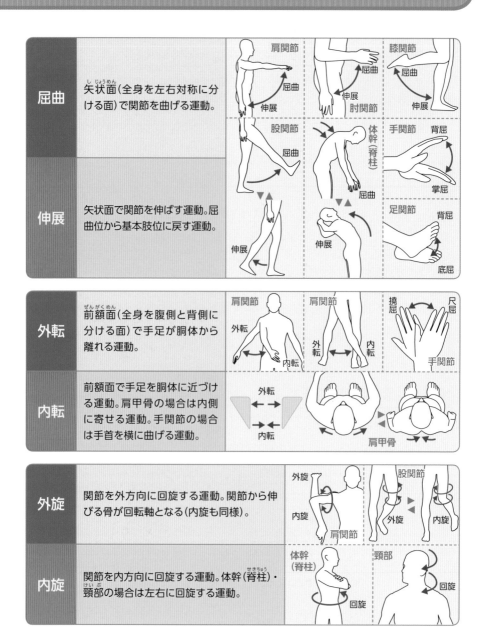

屈曲	矢状面（全身を左右対称に分ける面）で関節を曲げる運動。	
伸展	矢状面で関節を伸ばす運動。屈曲位から基本肢位に戻す運動。	
外転	前額面（全身を腹側と背側に分ける面）で手足が胴体から離れる運動。	
内転	前額面で手足を胴体に近づける運動。肩甲骨の場合は内側に寄せる運動。手関節の場合は手首を横に曲げる運動。	
外旋	関節を外方向に回旋する運動。関節から伸びる骨が回転軸となる（内旋も同様）。	
内旋	関節を内方向に回旋する運動。体幹（脊柱）・頸部の場合は左右に回旋する運動。	

水平外転	水平面で腕を前方に振る肩関節の運動。	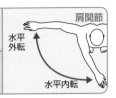 肩関節
水平内転	水平面で腕を後方に振る肩関節の運動。	

挙上 （きょじょう）	肩甲骨を上方へ動かす運動。	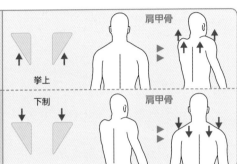
下制 （かせい）	肩甲骨を下方へ動かす運動。	

上方 回旋	前額面で肩甲骨を内回りに回旋する運動。	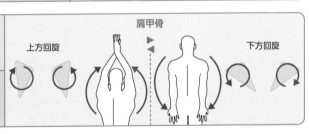
下方 回旋	前額面で肩甲骨を外回りに回旋する運動。	

回外	前腕を外向きにひねり、手の平を上に向ける運動（橈尺関節の回外）。足裏を内側へ向けるように足首を横にひねる運動（足関節の内反）。	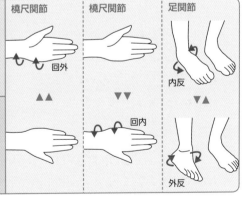
回内	前腕を内向きにひねり、手の平を下に向ける運動（橈尺関節の回内）。足裏を外側へ向けるように足首を横にひねる運動（足関節の外反）。	

側屈 （そっくつ）	上体（脊柱）を横に曲げる運動。	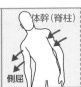

関節角度と発揮される筋力(関節トルク)の関係

関節トルクは関節の角度によって変化していく。ここでは主なレビューや研究報告に記載されている「関節角度ートルク曲線」を抜粋。(※筋肉単体ではなく各関節動作における関節トルクの出力)

被験者の運動経験や計測条件等の誤差はあるが、このグラフ曲線やピークポイントなどは個人差が比較的小さいため、有効なデータ資料となる。

肩関節、肘関節、前腕、手関節のグラフデータ:Garner and Pandy(2003)
股関節の屈曲、内転・外転、足関節の底屈・背屈:Arnold et al.(2010)
股関節の伸展、膝関節の屈曲:Anderson et al.(2007)より改変
膝関節の伸展:Van Eijden et al.(1987)より改変

肩関節:屈曲・伸展の筋力

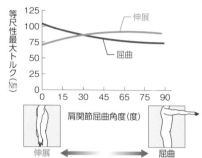

肩関節の伸展筋力は、屈曲筋力よりも全体的に少し強い傾向にある。屈曲筋力は伸展位で大きくなり、伸展筋力は屈曲位で大きくなる。

肩関節:外転・内転の筋力

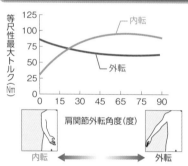

内転動作は協働筋が多く、ほぼ三角筋のみ(＋僧帽筋・前鋸筋による補助)が働く外転動作より強力。外転筋力は内転位で、内転筋力は外転位で大きくなる。

肩関節:外旋・内旋の筋力

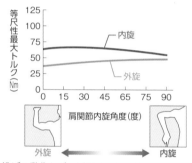

投げる動作などで活躍する肩関節内旋動作には肩甲下筋や大胸筋など大きな筋肉が貢献するため、外旋動作よりも全体的に筋力が強い。

肘関節:屈曲・伸展の筋力

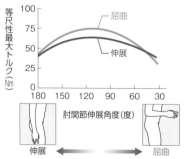

協働筋の多い屈曲動作は、ほぼ上腕三頭筋のみが働く伸展動作より筋力が強い。屈曲筋力は肘関節が90°より少し伸びた110°前後で最大となる。

前腕(橈尺関節):回外・回内の筋力

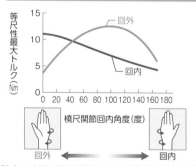

強力な上腕二頭筋が関与する回外筋力は回内筋力よりも筋力が強い。フタを開ける力より、締める力のほうが強いと考えればよい(右手)。

手関節:掌屈(屈曲)・背屈(伸展)の筋力

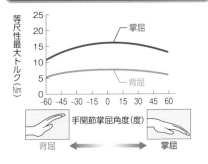

深指屈筋、浅指屈筋と比較的大きな筋が関与する掌屈動作のほうが、背屈動作よりも強い。掌屈筋力は基本肢位(掌屈角度0°)付近で最大となる。

手関節:橈屈(外転)・尺屈(内転)の筋力

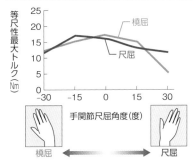

橈屈・尺屈の最大筋力はだいたい同程度。特徴としては、手首が真っすぐの状態(手関節尺屈角度が0°)のとき、橈屈の最大筋力が発揮される。

股関節:屈曲・伸展の筋力

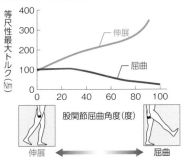

股関節伸展は膝関節伸展と並んで最も筋力の強い関節動作のひとつで、屈曲位ほど筋力が強い。反対に、股関節屈曲筋力は伸展位ほど筋力が強くなる。

股関節:外転・内転の筋力

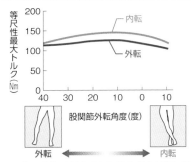

股関節の内転は外転よりも筋力が少し強い傾向にある。どちらも関節角度による筋力の変化が小さく、広い範囲でトルクを発揮できるのが特徴。

膝関節:屈曲・伸展の筋力

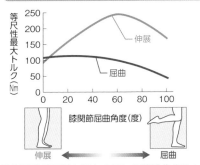

膝関節伸展は最も筋力の強い関節動作のひとつで、90°より少し膝が伸びた位置(60〜70°)で筋力が最大となる。屈曲筋力は膝伸展位で大きくなる。

足関節:底屈(屈曲)・背屈(伸展)の筋力

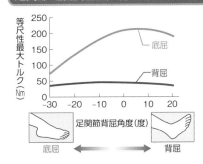

背屈動作は筋力が弱いのに対し、体重を支える底屈動作は筋力が強く、その差は著しい。底屈筋力は背屈位で最大となり、底屈位では弱くなる。

関節可動域

体の柔軟性を示す関節可動域には、各関節をまたぐ筋肉が密接に関わっている。

関節可動域＝柔軟性

　人体の関節は、連結部分の形状や構造で可動できる方向と範囲が決まる。肘関節は蝶番のような構造をもつ蝶番関節であり、1軸の方向にしか可動できない。肩関節は関節頭が球状の球関節であり、3次元の方向に可動できる。

　各関節動作の可範範囲は、関節の構造によりある程度決まっているものの、実際に動ける範囲（可動域）には個人差がある。立位体前屈の動作でも床に手が付く人もいれば、まったく付かないという人もいる（→下図）。

　同じ構造の関節なのに可動域に差が出るのはなぜなのか。そこには筋肉と筋肉の周辺組織が関係している。

関節可動域が狭くなる原因

　関節可動域が狭くなる最大の要因は、筋肉が伸びにくい状態になること。筋肉は関節をまたいで両端がそれぞれ別の骨に付着しているため、筋肉が伸びなくなると関節の動きに制限がかかってしまうというわけである。

　筋肉が伸びにくい状態となる主な要因のひとつが**筋肉の緊張**である。筋肉は疲労したり、血液循環が悪くなったりすると緊張した状態に陥りやすくなる。緊張した筋肉は活動電位が生じて持続的に張力を発揮するため、その状態で筋肉を伸ばそうとしても抵抗する力が働いてしまう。

　さらに、筋肉を覆っている筋上膜や

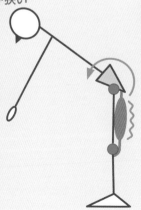

●関節可動域が狭い

膝を伸ばしたまま股関節を屈曲する立位体前屈では、太もも裏のハムストリングが硬いと股関節の可動域が制限される。これは骨盤に付着しているハムストリングが骨盤の前傾を制限してしまうため。

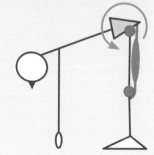

●関節可動域が広い

基本的に、太もも裏にあるハムストリングの柔軟性が高いと、股関節屈曲動作の可動域は広くなり、立位体前屈も深くなる。

筋線維を覆っている筋内膜など、筋肉の内外にある**筋膜が運動不足などによって硬くなると関節可動域は狭くなる。**
同様に関節周辺の**関節包や靭帯**といった結合組織も硬くなると関節可動域を制限する。骨折してギプスを装着していた関節の可動域が狭くなるのも結合組織が増えて硬くなるため。（※一般的には筋膜も結合組織に含まれるが本書では分けて解説している）

関節可動域が狭くなる主な原因

❶ 筋肉の緊張

筋肉内が疲労したり、血液の循環が悪くなったりすると持続的に弱い張力を発揮して緊張した状態になる。

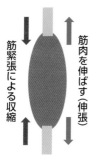

筋緊張による収縮

筋肉を伸ばす（伸張）

❷ 筋膜が硬くなる

運動不足などで筋肉を覆う筋上膜や筋線維を覆う筋内膜などが硬くなると筋肉は伸びにくい状態になる。

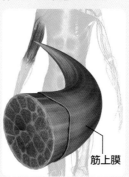

筋上膜

❸ 結合組織の硬化

運動不足などで関節周囲の結合組織（関節包、靭帯など）が硬くなると関節可動域が制限されてしまう。

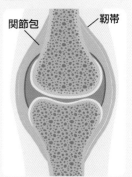

関節包　　　　靭帯

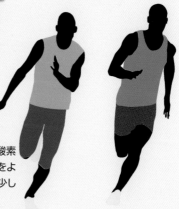

遅筋線維は速筋線維より硬く伸びにくい

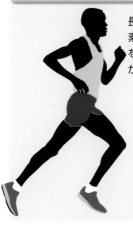

長距離選手などのように有酸素運動に動員される遅筋線維をよく使うアスリートは、筋肉が少し硬くなる傾向にある。

短距離選手などのように無酸素運動に動員される速筋線維をよく使うアスリートは、筋肉が少し柔らかくなる傾向にある。

筋肉が柔軟になるしくみ

ストレッチを行うことで一時的または長期的に筋肉の柔軟性を高めることができる。

ストレッチの短期的効果

関節可動域を広げる最もポピュラーな方法がストレッチである。じっくり筋肉を伸ばす一般的なストレッチのことを「**静的ストレッチ（スタティック・ストレッチ）**」とよぶ。

ストレッチには、筋肉を脱力させて伸びやすくする効果がある。筋肉が脱力しやすくなるのは、主に「伸張反射(しんちょうはんしゃ)」が起こりにくくなるためである。

伸張反射とは、筋肉が伸ばされた時に、それ以上長く伸びないように筋肉を収縮させる脊髄反射(せきずいはんしゃ)のこと。筋肉を強くストレッチした時にビリビリくる刺激痛は伸張反射によるもの。本来は筋肉が過度に伸ばされることがないように保護する防御反応であるが、関節可動域の拡張あるいは柔軟性の向上という目的においては、筋肉の脱力を阻害する要因となってしまう。

しかし、**ストレッチで筋肉を伸ばしていくと、筋肉の長さ変化を感知する筋紡錘(きんぼうすい)という受容器の反応が弱まり、伸張反射が起こりにくくなる。**そのため、筋肉を脱力したままじっくり伸ばして緊張をほぐすことができる。

さらに、ストレッチには筋肉内部の血液循環を促進する効果があることもこれまでの研究でわかっている。

ストレッチの長期的効果

ストレッチは継続的に行うことによって筋肉や筋膜、周囲の結合組織を伸びやすい状態にする効果も得られる。

筋膜には引っぱられると少し伸びる弾性があるため、ストレッチで何度も繰り返し伸ばされると次第に弾性が弱まり、筋肉が伸びやすい状態となる。これは硬いバネを何度も引き伸ばすことによってバネの弾性が緩くなる変化をイメージするとわかりやすい。

関節包や靭帯などの結合組織も日頃から伸ばしていないと主成分のコラーゲン線維同士が架橋(かきょう)※でつながることにより関節可動域を制限するようになるが、日頃からストレッチを行うことにより架橋の形成を防ぐことができる。

また、激しい運動やハードなトレーニングを日常的に行っているアスリートなどは、筋肉内の結合組織（コラーゲン線維）が増殖して筋肉が硬くなりやすい。これは筋線維の損傷によって結合組織の増殖反応が亢進(こうしん)するため。こうした反応も運動後にストレッチを欠かさず行うことで抑制することができると考えられる。ほかにも筋肉痛の状態でトレーニングをしていると筋肉内の結合組織が増えやすくなる可能性があるので注意が必要である。

※鎖状高分子(高重合体)の分子間に橋を架けたような結合をつくる反応

ストレッチによる筋肉の柔軟性の一時的変化

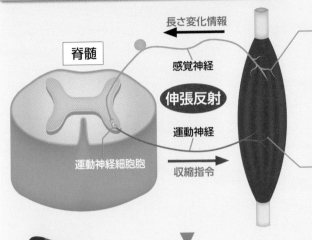

長さ変化情報

脊髄

感覚神経

伸張反射

運動神経

運動神経細胞胞

収縮指令

筋肉が伸ばされると筋肉内の筋紡錘から感覚神経を通して脊髄に信号が送られる。

筋肉が伸ばされたことを知らせる信号が脊髄に届くと、直ちに運動神経を通して伸ばされた筋肉に収縮指令が出される。このしくみを「伸張反射」という。

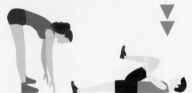

ストレッチなどによって筋肉が一定以上の時間伸ばされると、筋紡錘の感度が低下して伸張反射が弱まり、筋肉は一時的に伸びやすくなる。

ストレッチによる筋肉の柔軟性の長期的変化

通常の筋肉
通常の筋肉は伸ばされても筋膜などの弾性が大きいため、長く伸びにくい。

通常の筋肉
日頃からストレッチなどを行っていない状態の筋肉。
（柔軟性の低い筋肉）

柔軟になった筋肉
継続的にストレッチを行うと筋膜などの弾性が低下するため筋肉は伸びやすくなる。

筋膜などの弾性が伸張を抑制

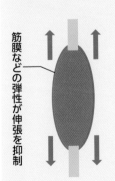

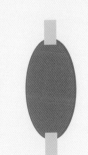

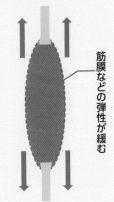

筋膜などの弾性が緩む

ストレッチの種類

ストレッチには一般的な静的ストレッチのほかに動的ストレッチという方法もある。

「静的ストレッチ」の長所・短所

P.54〜55で解説した通り、静的ストレッチ（スタティック・ストレッチ）には関節可動域を広げる効果がある。ただし、**アスリートが静的ストレッチをやりすぎるとマイナス作用が生じることも知っておく必要がある。**

柔軟性を求めすぎて関節可動域を無理に広げると関節の連結が緩み、関節の損傷につながりやすくなる。また、日常的に筋肉を伸ばしていると伸張反射の反応が低下するため、筋肉が過度に伸びて故障するリスクが高まる。

さらに、静的ストレッチを行った直後はしばらく筋力が低下することも明らかになっている（→P.58）。

こうしたリスクを避けるために、静的ストレッチは適度に適切なタイミングで行うことが重要となる。

静的ストレッチ（スタティック・ストレッチ）のマイナス作用

- やりすぎると関節の連結が緩んで故障につながる
- 伸張反射の反応が低下して筋肉が過度に伸びやすくなる
- 実施直後にしばらくの間、筋力が低下することがある

二関節筋であるハムストリングの静的ストレッチ

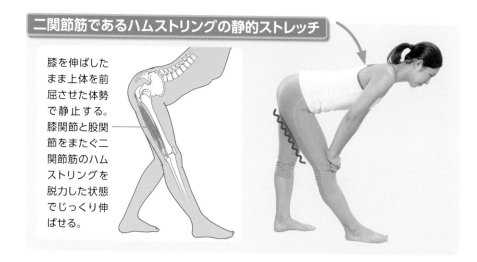

膝を伸ばしたまま上体を前屈させた体勢で静止する。膝関節と股関節をまたぐ二関節筋のハムストリングを脱力した状態でじっくり伸ばせる。

「動的ストレッチ」の長所・短所

ストレッチには、「動的ストレッチ（ダイナミック・ストレッチ）」とよばれる方法もある。

静的ストレッチとは異なり、腕や脚、上体を前後または左右に振ったり、大きく回したりしながら全身の筋肉をほぐしていく。**可動域目一杯に腕や脚、上体を勢いよく振ることによって腕や**脚の重さが筋肉を伸ばす負荷となる。動きとしてはラジオ体操に近い。さらに、実施中は適度に筋力を発揮するため筋肉の温度を高める効果もある（→5章P.166〜167参照）。

動的ストレッチの短所は、静的ストレッチよりも関節可動域を広げる効果が小さいこと。柔軟性を高める目的で行うよりも、試合前や運動前のウォーミングアップに適している。

前屈・後屈の動的ストレッチ（ダイナミック・ストレッチ）

両腕を振る勢いを使って上体を大きく前後に振る。膝を伸ばしたまま勢いよく前屈する動きではハムストリングが瞬間的に伸びる。この動きを繰り返すとハムストリングをある程度ほぐせる。この種目ではお尻や上半身の筋群も一緒にほぐすことができる。

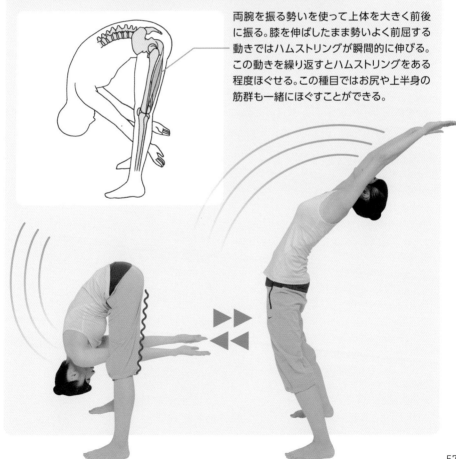

ストレッチによる筋力低下

静的ストレッチは柔軟性の向上に効果がある反面、一時的な筋力低下につながる。

錘内線維と筋力発揮の関係

近年の研究では、静的ストレッチを行った直後、筋力が一時的に低下することが報告されている。

3〜10分程度の静的ストレッチを行うと実施前より最大挙上負荷、等速性筋力の数値が低下（「Mclellanら,2000」「Cramerら,2004」など）。等尺性筋力および筋力発揮速度の低下も示された（Nelsonら,2000）。筋力の低下は最大で30％近くにもなり、筋力の回復には45分以上を要したという。

静的ストレッチで筋力が低下するのは、伸張反射に働く筋紡錘という受容器が関係している。筋紡錘の内部には錘内線維とよばれる筋線維があり、γ運動ニューロンの支配を受けている。錘内線維には筋紡錘の感度を調節する機能があり、γ運動ニューロンが活動すると錘内線維が収縮することで、筋紡錘の感度が高くなる。その結果、最大筋力の発揮に必要な「γ-α共役」という筋力増強機構が作用する。

しかし、**静的ストレッチをじっくり行うとこのγ-α共役が機能しなくなり、一時的な筋力低下を引き起こす**（→下図）。静的ストレッチによる筋力低下を避けるには、伸ばす時間を各部位10〜20秒程度に抑えて行うと良い。

「γ-α共役」と筋力低下の関係

中枢神経系と筋肉をつないでいる運動神経には、γ運動ニューロンとα運動ニューロンという2つの神経があり、最大筋力を発揮する際はこの2つのニューロンがともに活動し、筋紡錘からの感覚信号によってさらに筋力の発揮レベルが高まる。これを「γ-α共役」という。しかし、静的ストレッチでじっくり筋肉を伸ばすと錘内線維が緩んで筋紡錘の感度が一時的に下がることで、γ-α共役が機能しなくなるため、筋力の低下につながると考えられる。

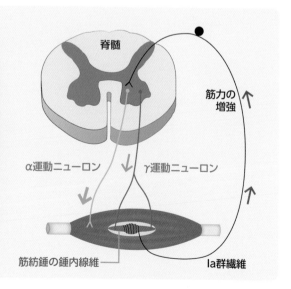

脊髄

筋力の増強

α運動ニューロン　　γ運動ニューロン

筋紡錘の錘内線維　　Ia群繊維

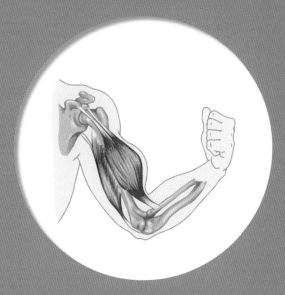

第2章

筋肉が成長するしくみ

運動やトレーニングで得られる刺激によって筋肉は成長する。
トレーニングによって筋肉に与えられる刺激はひとつではなく、
異なる過程を経てさまざまな刺激が生まれ、筋肥大を促進する。

筋肥大と筋トレの関係

筋肉は継続的に筋トレを行うことによって、太く強く成長させることができる。

筋肉は筋タンパク質合成で成長

筋肉が強く太く成長する（筋肥大）反応には、大きく分けて「**タンパク質代謝系**」と「**筋線維再生系**」（→P.66～67）という2つのプロセスが存在する。この2つの反応は、どちらかの反応だけが起こるというものではなく、体内で同時に行われることもある。

タンパク質代謝系の反応は、「筋タンパク質の合成・分解」（→P.62～63）を指し、「mTORのリン酸化」（→P.64～65）がそれを調節している。

筋タンパク質の合成とは、文字通り筋肉の材料となる筋タンパク質を体内で合成すること。筋肉が成長するための基本反応であり、トレーニングや運動を行わなくても細胞の新陳代謝のために筋タンパク質は日々合成される。

それに対し、筋線維の再生とは、筋肉が損傷した際に新たな筋線維を作り出す反応である（後述）。

筋肉の環境適応能力

本来、身体には環境に適応しようとする能力が備わっている。

筋肉が継続的に負荷（ストレス）を受けると、身体がストレスに適応しようとして、負荷に耐えられるレベルまで筋肉を強く太く成長させようとする。

逆に筋肉が負荷を受けない状況が続くと筋肉は衰えて細くなる。これも筋肉が成長するのと同様の環境適応であり、運動不足によって筋肉や筋力が衰えるのも同じしくみである。

こうした身体の特性を利用し、**筋肉に対して人為的にストレスを与えることで適応するための成長を引き起こすのが筋力トレーニングである。**筋トレで限界レベルの重い負荷をかけるのも、筋肉をより大きく成長させるための刺激を与えるためである。

筋トレでは成長させたい筋肉に対してピンポイントで負荷をかけることもできるため、各自が理想とする体を作り上げることも可能となっている。

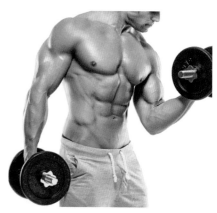

タンパク質代謝系の反応は、筋トレ実施後にタンパク質を摂ることでも高められる。

筋肥大の2大経路

タンパク質代謝系の反応と
筋線維再生系の反応は同
時に行われることもある。

```
            筋 肥 大
       ┌───────┴───────┐
  タンパク質代謝系      ❷筋線維再生系
                        (→P.66〜67)

  ❶筋タンパク質の合成・分解  ◀  「mTORのリン酸化」(→P.64〜65)
     (→P62〜63)              が筋タンパク質の合成・分解を調節
```

筋トレで筋肉に成長する必要性を感じさせる

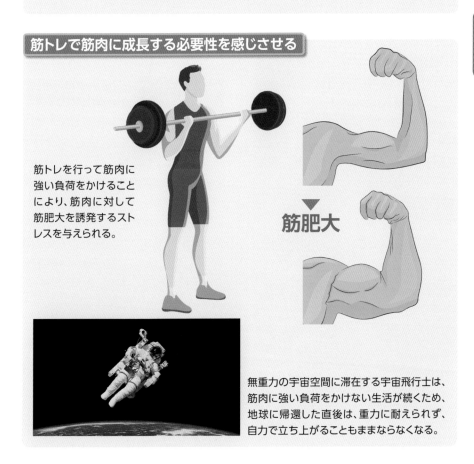

筋トレを行って筋肉に
強い負荷をかけること
により、筋肉に対して
筋肥大を誘発するスト
レスを与えられる。

筋肥大

無重力の宇宙空間に滞在する宇宙飛行士は、
筋肉に強い負荷をかけない生活が続くため、
地球に帰還した直後は、重力に耐えられず、
自力で立ち上がることもままならなくなる。

61

筋タンパク質の合成・分解

筋肉を構成するタンパク質は絶えず「合成」され、「分解」されている。

合成＞分解が筋肥大の条件

身体を構成するタンパク質には寿命があり、日々新しいタンパク質と入れ替わることで劣化を防いでいる。

筋肉のタンパク質は特に寿命が短く、個人差はあるものの、1日に1～2％程度が分解され、新しいものと入れ替わっている。これは数カ月ですべての筋肉が入れ替わる計算になる。

身体のタンパク質は、分解も合成も同じように運動や栄養補給などの条件によって調整されている。

通常、筋タンパク質の分解と合成はバランスが保たれているため、筋肥大を目指すには筋タンパク質の合成量を

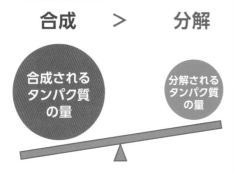

筋肥大の条件

合成 ＞ 分解

合成される
タンパク質
の量

分解される
タンパク質
の量

タンパク質の分解量よりも合成量が上回れば筋肥大する。トレーニングや食事で合成量を増やすことが筋肥大のポイントとなる。

意図的に増やし、分解量を上回ることが必須条件となる。

そのためには食事からタンパク質や必須アミノ酸を十分に摂取して、体内のアミノ酸プール（タンパク質合成の優先的な材料となる遊離アミノ酸の総称）を満たしておくことが重要。

筋肉の材料となるタンパク質やアミノ酸が不足していたら、いくらトレーニングしても筋肥大は難しくなる。

筋肉の分解を抑制する

筋タンパク質の分解は、エネルギーが不足した状態でも起こる。筋肉でグリコーゲンとして蓄えられた糖質が枯渇すると、糖新生（糖質以外の物質からグルコースを合成する代謝経路）によって体内の遊離アミノ酸からエネルギーが生成される。遊離アミノ酸を消費した分は、筋タンパク質を分解することで補われる。また、運動やトレーニングを行うと筋肉内のBCAA（分岐鎖アミノ酸　※→6章P.186～187）も直接エネルギーとして消費されるため筋肉の分解が一時的に亢進する。

運動中や運動直後の筋タンパク質の分解を抑えるためには、運動前に糖質やBCAAを摂取することが効果的であると考えられる。

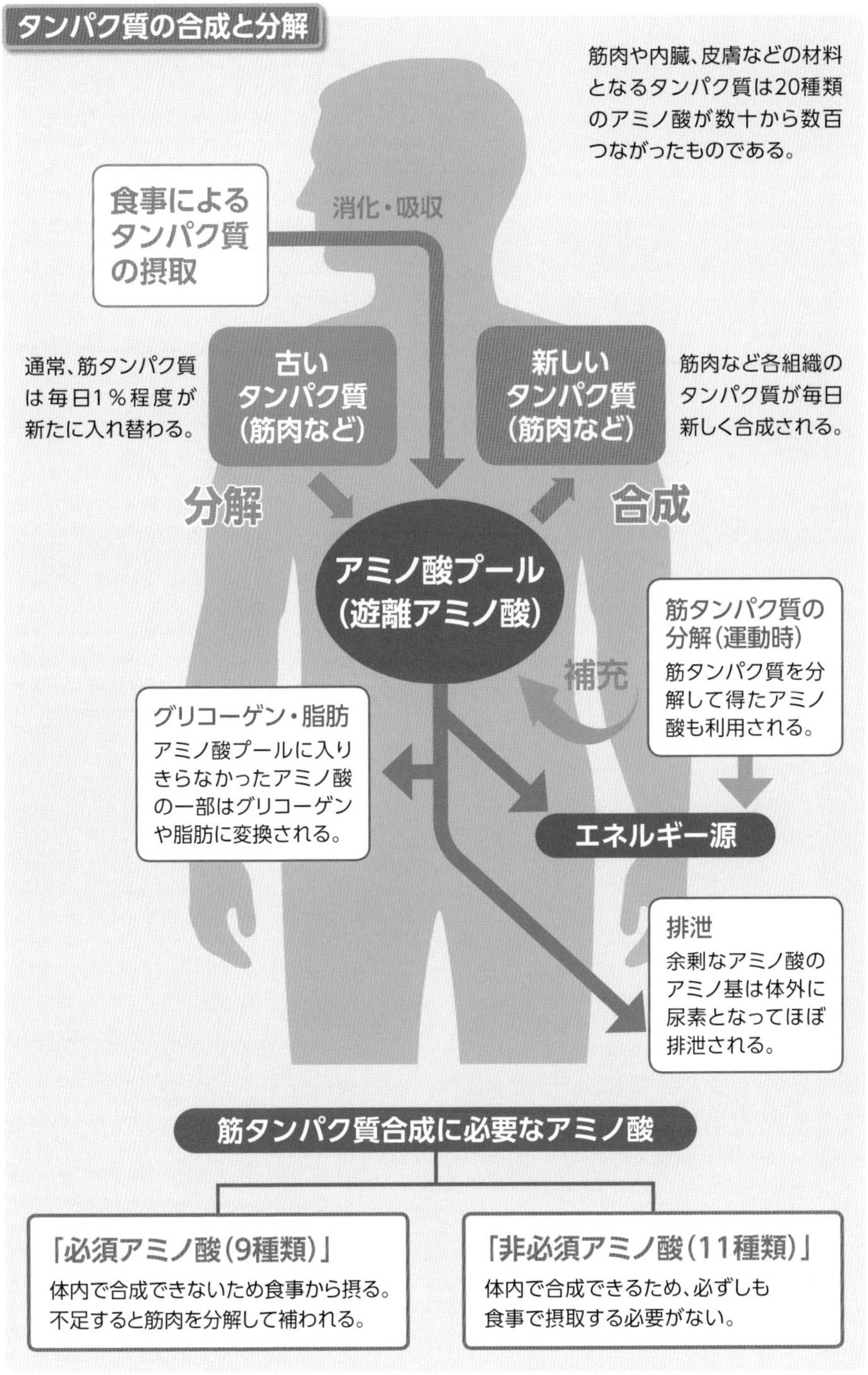

タンパク質の合成と分解

筋肉や内臓、皮膚などの材料となるタンパク質は20種類のアミノ酸が数十から数百つながったものである。

食事による
タンパク質
の摂取

消化・吸収

通常、筋タンパク質は毎日1％程度が新たに入れ替わる。

古い
タンパク質
（筋肉など）

新しい
タンパク質
（筋肉など）

筋肉など各組織のタンパク質が毎日新しく合成される。

分解　　　　　　　合成

アミノ酸プール
（遊離アミノ酸）

補充

筋タンパク質の
分解（運動時）
筋タンパク質を分解して得たアミノ酸も利用される。

グリコーゲン・脂肪
アミノ酸プールに入りきらなかったアミノ酸の一部はグリコーゲンや脂肪に変換される。

エネルギー源

排泄
余剰なアミノ酸のアミノ基は体外に尿素となってほぼ排泄される。

筋タンパク質合成に必要なアミノ酸

「必須アミノ酸（9種類）」
体内で合成できないため食事から摂る。
不足すると筋肉を分解して補われる。

「非必須アミノ酸（11種類）」
体内で合成できるため、必ずしも
食事で摂取する必要がない。

mTORのリン酸化

タンパク質合成の調節には細胞内のmTORという物質が重要な働きをしている。

翻訳活性を高めるmTOR

筋線維は多数の核をもつ細胞（多核細胞）であり、核内の遺伝情報をもとにタンパク質が作られる。筋力トレーニングを行うと、ＤＮＡ（遺伝子の本体）からタンパク質を合成するための設計図（メッセンジャーRNA）を写し取る働きが活性する。この行程を「転写」とよび、筋トレによって転写を活性化する因子が増えることはこれまでの研究で確認されている。

近年はメッセンジャーRNAからタンパク質が作られる過程（翻訳）と翻訳を促進する物質に注目が集まっている。翻訳を調節する物質として最も重要視されているのが「mTOR（エムトール）」というタンパク質キナーゼの一種。mTORの役割を要約すれば、筋線維内でタンパク質の合成を指令する化学反応経路の主役ということになる。

筋トレでmTORをリン酸化

筋トレによって筋肉に負荷（刺激）を与えると、筋線維内のmTORがリン酸化される（リン酸とくっつくと活性化する性質をもっている）。リン酸化したmTORはタンパク質リン酸化酵素として作用することによって、タンパク質を合成する働きをもつリボソームという細胞内小器官を活性化する。この反応系を「mTORシグナル伝達系」とよぶ。こうした反応経路が判明したことでmTORは筋トレと筋肥大を結び付ける重要なファクターとみなされ、現在も研究が進められている。

筋肉の分解も抑えられる

筋肥大に対するmTOR の貢献はこれだけでなく、タンパク質の分解を抑えることもわかっている。mTORのリン酸化が進行すると、タンパク質の合成が高まるのと並行し、タンパク質の分解を抑制する作用が働く。分解を抑えなが合成が行われるため、筋肥大に必要なタンパク質の合成がよりいっそう優位になっていく。

mTOR のリン酸化は高強度の筋トレによる刺激で起こる。一方では、スロートレーニング（→ 3 章P.129）でもエキセントリック収縮局面の刺激がmTOR のリン酸化を高めることが実験によってわかってきた。しかし、強すぎるエキセントリック収縮の刺激は、逆にmTOR のリン酸化を抑制するという実験結果も出ている。筋トレとmTORの関係は、今後さらに解明されていくものと思われる。

mTORのリン酸化によるタンパク質合成の促進

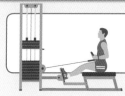

運動やトレーニングで
筋肉に負荷を与える

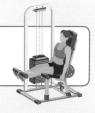

刺激 ↓

mTOR
（タンパク質キナーゼの一種）

活性化
（mTORシグナル伝達系）

タンパク質リン酸化酵素
として作用

タンパク質の
分解を抑制

シグナルタンパク質※

 リン酸基

※タンパク質と
リン酸が結合

翻訳（メッセンジャーRNAからタンパク質を作る過程）が活性

筋肥大（タンパク質の合成を促進）

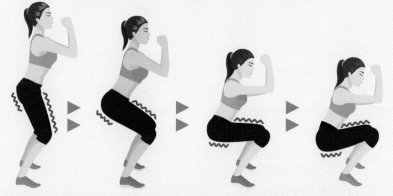

mTORのリン酸化は、力を入れたままゆっくりとした動きで筋肉を引き伸ばしていく
スロートレーニングのエキセントリック収縮局面で強く活性化することがわかっている。

※翻訳過程のスイッチを入れる役割を果たす特定のタンパク質

筋肥大のメカニズム ❷
筋線維再生系

筋肉が強く太く成長する筋肥大は、「再生」と「合成」という2つの作用が働いている。

損傷→修復を繰り返す筋線維

筋肉を構成する筋線維（筋細胞）は人体にある細胞の中でも最大のサイズであり、1つの細胞に遺伝情報が詰め込まれた細胞核を数多くもっている。そのため筋線維が死滅すると、新しい細胞が作られるまでにおおよそ10日以上の時間がかかる。

小さな普通の細胞であれば損傷してダメージを負うと細胞自体が死滅して新しい細胞へと生まれ変わるが、**筋線維には損傷した細胞を再生する性質が備わっている**。筋線維は大きなダメージを負って細胞が壊死しない限りは、損傷部分を補修し、以前よりも太くて大きい細胞に成長することができる（→P.67上図）。

運動やトレーニングで筋肉隆々の肉体を作り上げることができるのもこうした**筋線維再生系**の反応が部分的に関与している。

筋線維の細胞核も増えていく

筋線維再生系の経路では、筋線維の表面にある筋サテライト細胞から筋管細胞が作られ、筋管細胞と筋線維が融合することで筋肉が大きくなる。さらに筋サテライト細胞の細胞核は、融合

した筋線維の核を増やすための供給源となる（→P.70〜71）。これまでの研究で、一度増えた細胞核は10年間程度は残り続けると考えられている。

このように運動やトレーニングによる筋肥大が、細胞核の増加をともなうということが明確に分かったのは最近のことである。

細胞核の支配領域と筋肥大

細胞の中で1つの核が支配（制御）できる領域（体積）には限界があると推察される。その説を裏づけるように1つの核で機能している細胞に着目すると、細胞の形状を球形と仮定した場合、直径はどれも20〜30μmの範囲に収まる（→P.67下図）。

しかし、複数の細胞核をもつ筋線維は大きいもので直径100μmにもなり、長さも10cm前後にまで成長する。このことからも**細胞核の数を増やし、トータルの核領域を広げれば、筋肥大できる上限を引き上げることができると考えられる。**

筋線維再生系では、筋線維を修復したり、新たな筋線維を再生したりするだけでなく、既存の筋線維の細胞核の数を増やすことによって筋肥大を促進している。

損傷部を補修して強く太く成長する筋線維（筋細胞）

通常の細胞

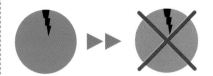

細胞が損傷すると死滅して新しい細胞に生まれ変わる。

筋線維（筋細胞）

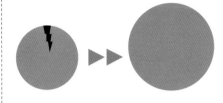

筋線維が損傷すると傷ついた部分を補修して以前より太くて強い細胞に成長（肥大）する。

細胞核の核領域と細胞のサイズの関係

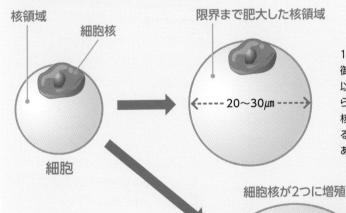

核領域

細胞核

限界まで肥大した核領域

← ---- 20〜30μm ---- →

細胞

1つの細胞核が制御する領域は一定以上の大きさにならないため、1つの核領域が成長できるサイズも上限があると考えられる。

細胞核が2つに増殖

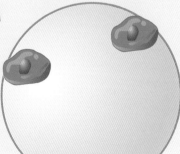

細胞核の数が増えれば、その分だけトータルの核領域が広がり、1つの細胞が肥大できる上限を引き上げることができる。

筋肉の受容器

筋肉にはさまざまな刺激を感知する受容器がいくつも存在している。

刺激を感知する受容器の働き

筋肉の長さ変化を感知する筋紡錘のように、筋肉には外部から届いたさまざまな刺激を感知する器官である受容器がいくつも存在する。

一方、受容体とは、細胞外から届くさまざまなシグナル分子（神経伝達物質、生理活性物質、各種ホルモンなど）を選択的に受容するタンパク質であり、細胞膜に存在する場合が多い（細胞質や細胞核に存在するものもある）。

筋肉（骨格筋）内に存在する「パッチーニ小体」は、圧力変化や振動を感知して反応。筋収縮や代謝物の蓄積による筋内圧の上昇も感知する。

筋肉の中を通っている自由神経の終末には、各種刺激を感知する「ポリモーダル受容器」が存在し、生成された代謝物や筋線維の損傷などによる刺激

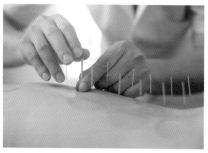

東洋医学の経絡や経穴、ツボなどにも何らかの受容器が存在していると考えられる。

を感知して反応する。

運動やトレーニングの刺激によって筋肉が成長する過程にも、自由神経終末のポリモーダル受容器が圧力の変化や代謝物の蓄積、筋損傷による刺激などを感知することが関係している。

ほかにも真皮や皮下組織には、外部からの触覚や温覚、冷覚などを感知する受容器が存在している。

ゴルジ腱器官とIb抑制

筋肉と腱の移行部には、「ゴルジ腱器官」という受容器が存在する。伸張反射を引き起こす筋紡錘が筋肉の長さ変化を感知する受容器であるのに対し、ゴルジ腱器官は腱が引っぱられる力（張力）を感知して反応する。

筋肉が強い力を発揮して腱を引き伸ばすとゴルジ腱器官は脊髄に信号を送り、筋線維の収縮を抑える反応（Ib抑制）を引き起こす。この反射現象は筋断裂などの障害を防ぐ防御反応である。

同じように筋肉を守るための反射現象でありながら、筋収縮を引き起こす伸張反射と、筋収縮を抑制するIb抑制では相反する真逆の反応となる。

実際には、この2つの反応が同時に起こることはなく、伸張反射のほうが早い段階で反応が起こる。

筋肉への刺激を感知する受容体

筋肉（骨格筋）の内部（※イメージ図）

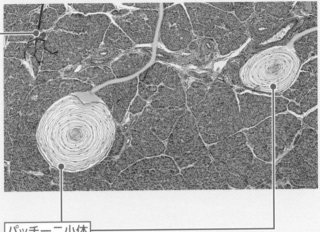

自由神経終末
（ポリモーダル受容器）

無髄線維（髄鞘をもたない末梢神経）の末端部分。ここにポリモーダル受容器が存在する。筋肉および筋線維に届いた代謝的（化学的）刺激や熱的刺激、痛みによる刺激などを感知して反応する受容体。

パッチーニ小体

皮下組織の深部や筋肉内に存在する小体で圧力変化や振動を感知して反応する。筋肉（筋線維）が収縮した際や、筋肉中に代謝物が蓄積した際の筋内圧の上昇も感知する。

筋肉への張力を感知する受容器

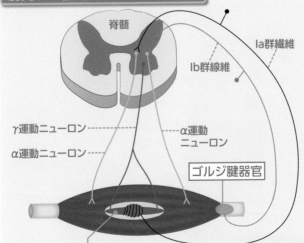

脊髄

Ia群繊維

Ib群線維

γ運動ニューロン

α運動ニューロン

α運動ニューロン

ゴルジ腱器官

ゴルジ腱器官

筋肉と腱の移行部で皮膜の深部にある受容器。腱が引っぱられる力（張力）を感知する。筋肉が強い力を発揮するとIb群線維を通して脊髄に信号を送り、α運動ニューロンの活動を抑制することで筋力を低下させる（Ib抑制）。この反射反応で筋断裂などの障害を防ぐ。

筋紡錘 筋肉の内部にある感覚器。筋肉の長さ変化を感知して反応する。筋肉が急速に伸ばされるとIa群線維を通して脊髄に信号が送られ、筋肉を素早く収縮させる伸張反射が起こる（→1章P.54～55）。

筋サテライト細胞の働き

筋線維の表面には小さな細胞がいくつも張り付いていて筋肥大に与している。

筋サテライト細胞を活性化

P.66～67で解説したように筋線維（筋細胞）が損傷部分を補修できるのは、筋線維自体に細胞を修復するための機能が備わっているためである。

筋線維の表面には、「筋サテライト細胞」とよばれる小さな細胞がいくつもへばりついている。この細胞は細胞分裂して同じ細胞を増殖することができる幹細胞であり、普段は何の活動もせず休眠状態となっている。

しかし、筋線維に微細な損傷が生じたり、激しいトレーニングによる刺激を加えたりすることで、眠っていた筋サテライト細胞は活性化する。

筋肉が強い収縮を起こさない間は、筋線維からミオスタチン（→8章P.210参照）という成長因子が分泌される。このミオスタチンは筋サテライト細胞の増殖を抑える。一方、筋線維に微細な損傷が生じたり、強い収縮を行ったりするとIGF-1（→P.82～83）などの成長因子を分泌し、IGF-1の作用で筋サテライト細胞は増殖する。

筋管細胞となり筋線維を修復

活性化した筋サテライト細胞は細胞分裂を起こし、分裂したそれぞれの細胞が筋芽細胞（筋線維のもととなる細胞）となる。さらにそこから複数の筋芽細胞が融合して筋管細胞（複数の細胞核をもつ多核細胞）となり、筋管細胞が筋線維（筋細胞）の表面に張り付いて融合することにより、筋線維の損傷部分が修復される（再生）。

また、筋線維に損傷が生じないケースでも、筋サテライト細胞は増殖した後に筋線維と融合し、もともと存在する筋線維の細胞核数を増やすこともある。つまり筋サテライト細胞には核の供給源となる機能も備わっている。

筋線維の微細な損傷とは

通常の運動やトレーニングで生じる筋線維の損傷は、損傷といっても細胞膜の機能が少し損なわれている程度と考えて良い。エキセントリック収縮（→1章P.38～39）の局面で強い負荷をかけると筋線維が損傷することもあるが、そのような場合でも大半は目に見えないミクロレベルの損傷であり、筋肉の機能に大きな影響が及ぶようなものではない。

「損傷」と聞くとケガや出血を想像するが、そういった外傷とは異なり、筋肥大を誘発するポジティブな現象だということも頭に入れておこう。

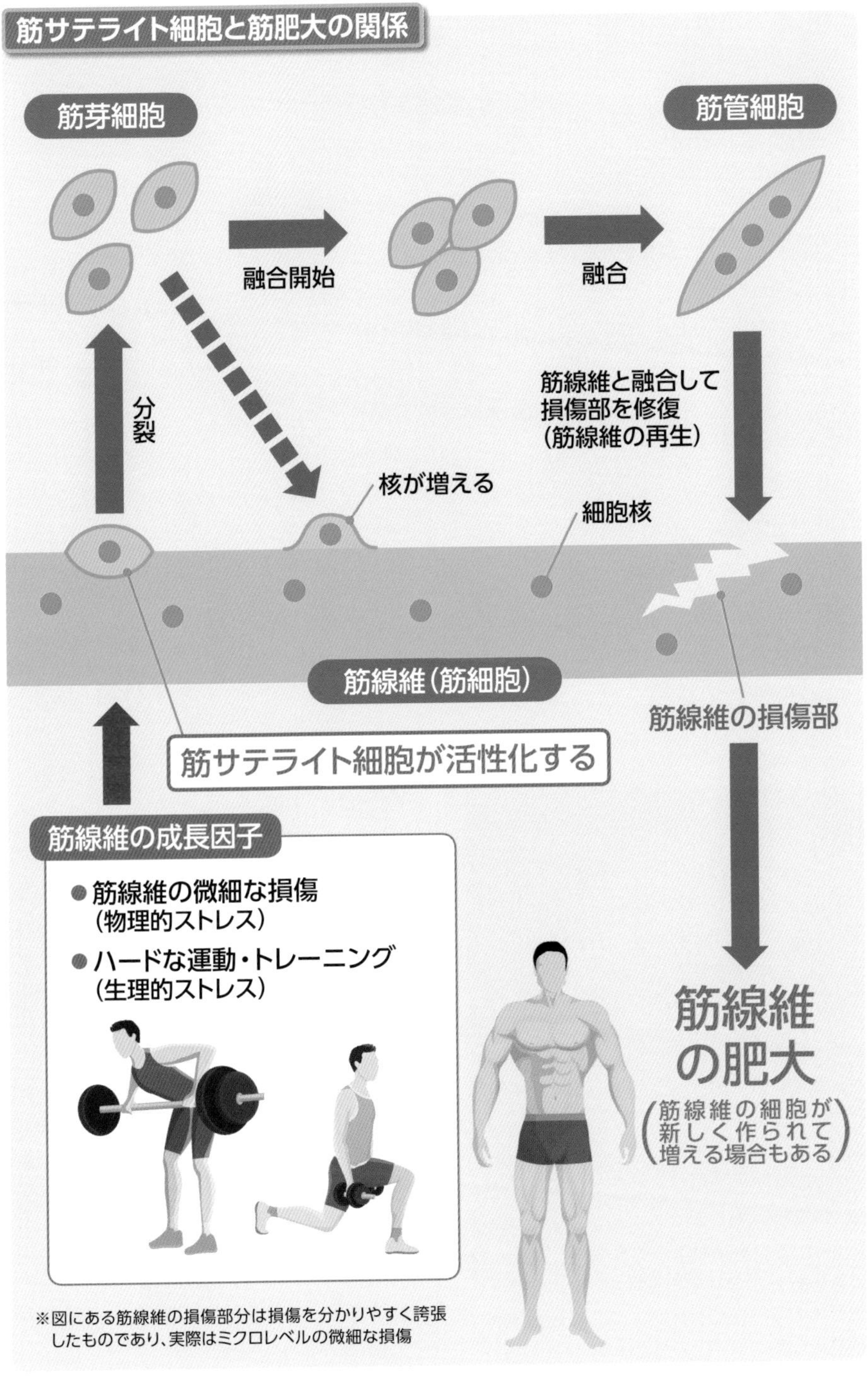

筋サテライト細胞と筋肥大の関係

筋芽細胞

筋管細胞

融合開始

融合

分裂

核が増える

細胞核

筋線維と融合して
損傷部を修復
（筋線維の再生）

筋線維（筋細胞）

筋線維の損傷部

筋サテライト細胞が活性化する

筋線維の成長因子

- 筋線維の微細な損傷
（物理的ストレス）

- ハードな運動・トレーニング
（生理的ストレス）

筋線維
の肥大

（筋線維の細胞が
新しく作られて
増える場合もある）

※図にある筋線維の損傷部分は損傷を分かりやすく誇張
したものであり、実際はミクロレベルの微細な損傷

トレーニング刺激

トレーニングによるさまざまな刺激は、筋肥大を誘発するスイッチとなる。

筋肥大を誘発する5つの刺激

「筋線維再生系」と「タンパク質代謝系」の活性はいずれも筋力トレーニングを行うことによって高められるが、具体的に筋トレでどのような刺激を与えると反応が活性化するのか。

まだ結論を出すところまでは至っていないが、mTORのリン酸化がスロートレーニングのエキセントリック収縮による刺激で高まることが判明したように（→P.64～65）、これまでの研究から、**筋肥大に関わる刺激を5つに大別することができる**。

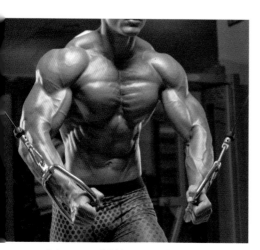

トレーニング方法によって得られる刺激は変わるため、5つの刺激のうちどの刺激を狙って鍛えるのか事前に明確にすることで効率良く筋肥大効果を得ることができる。

その刺激とは、「メカニカルストレス（力学的刺激）」（→P.74～75）、「筋線維の微細な損傷」（→P.76～77）、「代謝環境（化学的刺激）」（→P.78～79）、「酸素環境（化学的刺激）」（→P.80～81）、「ホルモン・成長因子」（→P.82～83）の5つ。

これらの刺激が複雑に絡み合う複合的な効果によって、筋肥大につながる反応が誘発されるものと考えられる。

筋トレの方法で刺激は異なる

同じ筋トレでも、使用する機器や器具、負荷のかけ方などによって種別が異なり、トレーニング方法で得られる刺激も変わってくる。前述した5つの刺激は、それぞれ刺激を得るために最適となるトレーニング方法がわかっているため、**筋トレを行う際は、どの刺激の獲得を目指すのか、事前に狙いを定めてから実施することが望ましい**。

鍛え方によっては筋肥大が誘発される刺激を複数同時に得ることも可能となるが、欲張りすぎると逆に中途半端な刺激しか得られなくなる場合もあるので注意して行う必要がある。

P.74からは、5つの刺激についてそれぞれ詳しく解説。各刺激を得るための最適なトレーニングも紹介する。

筋肥大を誘発する5種類のトレーニング刺激

トレーニングの方法により得られる刺激は異なるが、負荷の設定や動き方次第ではひとつのトレーニングで複数の刺激を効率良く得ることも可能である。

メカニカルストレス（力学的刺激）

筋肉がハードな運動やトレーニングの負荷に対して強い筋力を発揮することで得られる局所的な刺激。

ホルモン・成長因子

運動やトレーニングを行うことにより筋肥大に関わる各種ホルモンの分泌量が増加する。

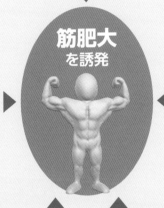

筋肥大
を誘発

筋線維の微細な損傷

負荷を受けた筋線維に微細な損傷が生じることで得られる刺激。

酸素環境（化学的刺激）

筋線維が収縮して力を出し続け、酸素が足りない低酸素状態（酸欠）になることで得られる刺激。

代謝環境（化学的刺激）

筋線維がエネルギーを消費することによって起こる筋線維内部の代謝物濃度の変化。

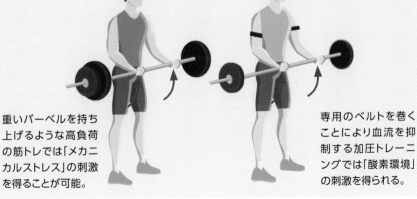

重いバーベルを持ち上げるような高負荷の筋トレでは「メカニカルストレス」の刺激を得ることが可能。

専用のベルトを巻くことにより血流を抑制する加圧トレーニングでは「酸素環境」の刺激を得られる。

メカニカルストレス

高強度の負荷に対して強い筋力を発揮すること自体が、筋肥大を促す刺激となる。

高負荷をかけて速筋線維を動員

「メカニカルストレス」とは力学的な刺激であり、筋力トレーニングで得られる最も基本的な刺激となる。

筋トレで高い負荷をかけると、筋肉は負荷に対抗して強い力（筋力）を発揮する。普段は発揮することがない強いレベルの筋力を発揮すること自体が筋肉にとってはストレスであり、このストレスが力学的刺激となる。

もともとストレス（Stress）には「応力」という意味があり、筋トレ刺激によるメカニカルストレスとは、筋肉に作用する力そのものと考えて良い。

高負荷の筋トレで筋肉が強い力を発揮しようとすると、「サイズの原理」（→1章P.36〜37）によって、運動単位が大きく、筋肥大しやすい性質をもつ速筋線維が動員される。

それに対し、低負荷の筋トレでは筋肉が発揮する力も弱くなるため、運動単位が小さく、筋肥大しにくい性質の遅筋線維が優先的に動員される。しかし、筋肥大を起こすためには速筋線維を動員させることが重要な因子となる。

とはいえ負荷が高ければ高いほど筋肥大が促進されるというわけではない。これまで長い時間をかけて積み上げられたトレーニング現場の経験や研究報告により、筋肥大を起こすための最適な負荷強度が示されている（→3章P.102〜103）。

つまり、**メカニカルストレスだけでは筋肉は十分に肥大せず、負荷強度をやや下げて反復回数を増やす必要がある**（容量＋メカニカルストレス）。筋肥大を起こすためには、一定以上のトレーニング容量（負荷×回数）が必要となる（→3章P.104〜105）。

低負荷でも速筋線維を動員

さらに最新の研究では、低負荷のトレーニングでも筋肉が疲労困憊になるまで反復を繰り返して追い込めば、速筋線維が動員され、筋肥大を起こせるということがわかってきている（→3章P.110〜111）。ただし、この場合の筋肥大の要因は、メカニカルストレスではなく、「代謝環境」の刺激（→P.78〜79）によるものといえる。

もうひとつ、筋肉が収縮して力を出したまま引き伸ばされるエキセントリック収縮（→1章P.38〜39）の局面でもしっかり負荷をかけると、負荷が高くなくても速筋線維が動員される。エキセントリック収縮の局面では「筋線維の微細な損傷」の刺激（→P.76〜77）も筋肥大効果の要因となる。

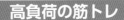

メカニカルストレスを得るトレーニング

メカニカルストレス（力学的刺激）

⬇

高負荷の筋トレ ⬅ 速筋線維の動員

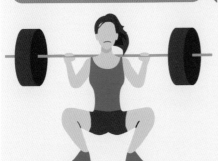

⬇

低負荷の筋トレ

※低負荷でも速筋線維が動員される方法

筋肉が負荷に対して強い力を発揮すること
自体が筋肉にとって力学的刺激となる。

エキセントリック収縮　　　　　筋肉を疲労困憊にする
（筋損傷の刺激）　　　　　（代謝環境の刺激）

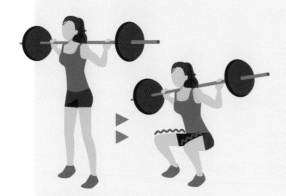

もう限界…

筋肉が収縮して力を出したまま伸ばされる
エキセントリック収縮の局面でしっかり負荷
をかけ続ければ、高い負荷をかけなくても
速筋線維が動員されて筋肥大につながる。

筋肉が疲労困憊になるまで反復し、余
力を残さずすべて力を出し切れば低い
負荷でも最終的に速筋線維が動員さ
れ、筋肥大を促進する刺激が得られる。

筋線維の微細な損傷

筋線維に微細な損傷が生じると、再生の過程も刺激され筋肥大が起こる。

筋損傷を起こすトレーニング

「筋線維の微細な損傷」とは、文字通りトレーニングで筋肉を追い込み、筋線維にダメージを与えることで得られる刺激を指す。

P.70でも解説したように、損傷といっても実際は細胞膜の機能が少し損なわれている程度の目に見えないミクロレベルの損傷であり、筋肉の機能に影響が及ぶようなものではない。

では、どのようなトレーニングをすれば筋線維の損傷が起こるのか。当然ながら高負荷の筋トレで追い込めば筋損傷は起こると考えられるが、**より筋損傷を起こしやすいのが、エキセントリック収縮（伸張性収縮）である**（→1章P.38〜39）。

筋肉が収縮して力（筋力）を発揮したまま引き伸ばされるエキセントリック収縮では、筋肥大しやすい速筋線維が動員されるだけでなく、動員されている筋線維により大きな力が加わる。

下ろす動きを大きくする

エキセントリック収縮の動きとは、ブレーキをかける動きであり、筋トレでいえばダンベルやバーベルを下ろす動きにあたる。下ろす動きは楽に感じ

られるが、**持ち上げる動きより動員される筋線維が少なくなるため、1本の筋線維にかかる負荷は大きくなる。**

下ろす動きでエキセントリック収縮の効果を得るには、関節が伸びきる直前までしっかり下ろすことがポイント。深く下ろすことによってエキセントリック収縮の局面が長くなり、筋肉をより強く引き伸ばすことができる。

例えば、カール系の種目であれば、深く下ろして肘を伸びきる直前まで伸ばすことで、上腕前面の上腕二頭筋が引き伸ばされる（→P.77上図）。

効果的なストレッチ系種目

筋トレ種目には、下ろしたポジション（ボトムポジション）で負荷が抜けやすい種目と抜けない種目がある。さらに、負荷が抜けない種目の中には深く下ろしたポジション（伸張位）で最も強い負荷をかけられる種目（ストレッチ系種目）がある（→P.77下図）。

ストレッチ系種目では、筋肉が長く伸ばされるポジションで最大負荷がかかるため、エキセントリック収縮の刺激が強く、より筋損傷が起こりやすい。ただし、ストレッチ系種目には筋肉痛になりやすいデメリットもあるので、その点をふまえて行う必要がある。

筋損傷を引き起こすエキセントリック収縮の動き

筋トレでは、筋肉が力を出しながら引き伸ばされるエキセントリック収縮（伸張性収縮）の局面において筋線維の微細な損傷が起こりやすいことがわかっている。

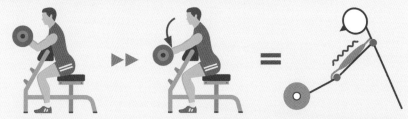

カール系の種目では、バーベルやダンベルを下ろして肘を伸ばす動きがエキセントリック収縮の局面にあたる。肘関節が伸びきる直前まで深く下ろすことで上腕二頭筋を強く伸張させる。

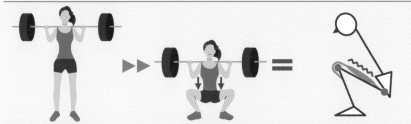

スクワット系の種目では、しゃがんでお尻を沈める動きがエキセントリック収縮の局面となる。膝をしっかり曲げていって太ももの角度が水平以下になるまで深くしゃがみ込むことにより、太もも前面の大腿四頭筋（主に広筋群）とお尻の大殿筋をできるだけ強く伸張させる。

筋肉の伸張位で強い負荷がかかるストレッチ系種目

筋トレ種目には、筋肉が長く伸ばされた状態（伸張位）で最大負荷をかけられる種目（ストレッチ系種目）がある。筋線維の損傷による刺激を狙う場合、最適な種目となる。

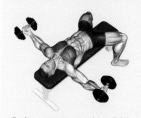

「ダンベルフライ」は、肘を伸ばしたまま両腕を左右に開き、大胸筋を強く伸ばした状態で最大負荷をかけられるストレッチ種目。

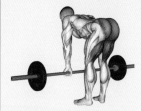

「スティッフレッグドデッドリフト」は、膝を伸ばしたまま股関節を屈曲し、太もも裏のハムストリングを強く伸ばした状態で最大負荷をかけられる種目。

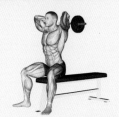

「フレンチプレス」は、腕を高く上げたまま肘を深く曲げ、上腕後面の上腕三頭筋を強く伸ばした状態で最大負荷をかけられる。

代謝環境（無酸素性代謝物の蓄積）

筋タンパク質合成の活性化には、筋肉のエネルギー消費量も関連している。

エネルギー消費と筋肥大の関係

トレーニングによる筋肥大には、mTORシグナル伝達系を介した筋タンパク質合成の活性化が重要。しかし、筋トレの刺激要因がどのような仕組みでmTORシグナル伝達系を活性化するのかはまだ十分に解明されていない。

トレーニングのプログラムに含まれる変数で見た場合、まずmTORシグナル伝達系の活性は負荷強度、つまりメカニカルストレスに依存して増加する。

さらに最近の研究から、mTORシグナル伝達系と筋タンパク質合成のいずれもトレーニング容量（負荷×回数）に依存して増大することがわかってきた（→P.79上図）。これはトレーニングによる筋肥大効果がメカニカルストレスだけでなく、**筋収縮にともなうエネルギー消費量、筋活動の持続時間、筋線維の疲労などにも関連する**ことを示している。

特に筋トレによる筋肥大効果が大きい速筋線維が動員されると、無酸素性エネルギー代謝の生成物である乳酸と水素イオンが筋線維の外に放出されるため、これらの血中濃度の上昇は「十分に速筋線維が動員された」ことの指標となり、トレーニングの筋肥大効果が期待できることを示す目安となる。

無酸素性のエネルギー代謝

低強度の運動では、サイズの原理（→1章P.36～37）により主に遅筋線維が動員される。遅筋線維はエネルギーを代謝する際に酸素を消費するため有酸素運動となる。一方、高強度の運動ではATP（アデノシン三リン酸）の供給が追いつかなくなるため、主に無酸素性のエネルギー代謝によりATPを合成する速筋線維が動員される(無酸素運動)。

無酸素性エネルギー代謝（解糖系）では、糖質がピルビン酸に代謝される。速筋線維ではピルビン酸が乳酸に分解されて筋線維外に放出され、筋肉内の溶液に蓄積する（→P.79下図）。

筋肉には受容器が数多くあり（P.68～69）、さまざまな化学物質の生成を感知する化学受容器も存在する。化学受容器は痛みや筋内環境の悪化を敏感に感じ取り、脳に警告信号を発信する侵害受容器のひとつとして機能する。

筋肉内に乳酸や水素イオンなどの無酸素性代謝物が蓄積すると化学受容器が反応し、ホルモン分泌を調整している脳の間脳視床下部まで信号を送る。その信号で間脳視床下部が刺激されると、筋肥大を促進するホルモンの分泌が促される。これも「代謝環境」による刺激のひとつといえる。

トレーニング容量と筋タンパク質合成の関係

mTOR活性（相対値）

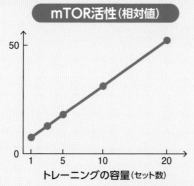

トレーニングの容量（セット数）

筋タンパク質合成（相対値）

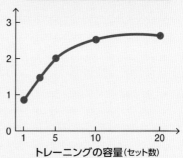

トレーニングの容量（セット数）

「mTOR活性」「筋タンパク質合成」のいずれも
トレーニングの容量に依存して反応が増大する。
ただし増大の様相は両者で必ずしも一致しない。

（出典：「Ogasawaraら,2017」より改変）

無酸素性エネルギー代謝による乳酸の生成

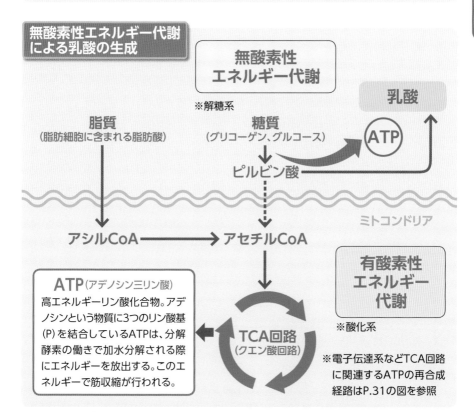

無酸素性エネルギー代謝

※解糖系

脂質（脂肪細胞に含まれる脂肪酸）

糖質（グリコーゲン、グルコース）

乳酸

ATP

ピルビン酸

ミトコンドリア

アシルCoA ――――→ アセチルCoA

有酸素性エネルギー代謝

※酸化系

ATP（アデノシン三リン酸）
高エネルギーリン酸化合物。アデノシンという物質に3つのリン酸基（P）を結合しているATPは、分解酵素の働きで加水分解される際にエネルギーを放出する。このエネルギーで筋収縮が行われる。

TCA回路（クエン酸回路）

※電子伝達系などTCA回路に関連するATPの再合成経路はP.31の図を参照

※無酸素性エネルギー代謝（解糖系）の代謝経路は乳酸が生成されるため乳酸性機構ともよばれる

酸素環境（筋肉の低酸素状態）

筋肉内部の酸素濃度の変化も筋肥大の誘発に関与している。

筋内圧の上昇で血流量が減少

運動を開始すると、筋肉はサイズの原理（→P.36～37）で遅筋線維から動員される。遅筋線維はエネルギーの代謝に酸素を必要とするため、血中のヘモグロビン（赤血球の中に存在するタンパク質）と結合している酸素を消費するが、血流によって酸素を結合したヘモグロビンが絶えず供給されるため、酸素が足りなくなることはない。

しかし、**筋肉が最大筋力の30％（30％1RM）以上の力を発揮すると、筋肉の内圧（筋内圧）が上昇し始める。その結果、筋肉内の血管が圧迫されて血流が抑制される。**血流量が減少すると筋肉の細胞に供給されるヘモグロビンおよび酸素も少なくなるため、筋肉はやがて「低酸素状態（酸欠）」に陥ってしまう。

さらに、最大筋力の80％（80％1RM）以上の力を発揮すると筋内圧はさらに高まり、力を発揮している間は筋肉内の血流がほとんど停止する。

低負荷で得られる筋肥大効果

近年、話題になっている「加圧トレーニング」（→3章P.130）は、専用のベルトを腕や脚の付け根に装着して人為的に血流を制限するトレーニング方法であり、低負荷で行っても筋肥大効果を得られることが確認されている。

この加圧トレーニングについて基礎研究を進めていくと、高負荷で行う筋トレの原則とは異なり、**発揮する筋力が小さくても、筋肉がある程度の時間、局所性貧血かそれに近い状態になっていれば筋肥大効果は現れる**ということがわかってきた。酸素が足りない状況では速筋線維が動員されるため、乳酸などの無酸素性代謝物も蓄積する。実際に加圧トレーニングの終了後は血中乳酸濃度が高い数値になっていることから、酸素不足にともなう筋内環境の悪化が速筋線維を動員させて筋肥大を促進すると推察される。

さらに筋肉の低酸素状態を侵害受容器が感知し、その信号が脳に送られることでホルモンの分泌などが促され、筋肥大が助長される。

加圧トレーニング以外でも、力を抜かずにゆっくりとした動きで反復するスロートレーニング（→3章P.129）で追い込めば、低負荷であっても筋内圧が高まり、筋肉は酸欠状態に陥る。

高負荷の筋トレでも、セット間インターバルを1分以内にするなど、回復時間を極力短くすることで筋肉をより酸欠状態へと追い込みやすくなる。

筋トレによる筋肉圧の上昇と血流量の減少

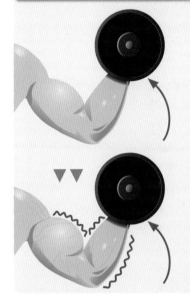

血流量が減少することにより
筋肉への酸素供給量も減少

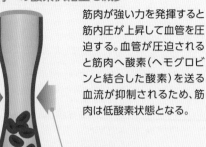

筋肉が強い力を発揮すると
筋内圧が上昇して血管を圧
迫する。血管が圧迫される
と筋肉へ酸素（ヘモグロビ
ンと結合した酸素）を送る
血流が抑制されるため、筋
肉は低酸素状態となる。

筋内圧が
血管を圧迫
（イメージ図）

ヘモグロビン

軽負荷でも筋肉を低酸素状態にできる

スロートレーニング　　　　　　　加圧トレーニング

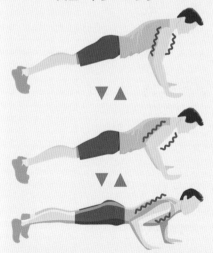

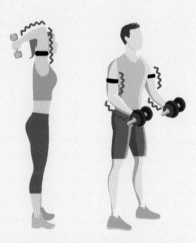

筋肉が発揮している力を抜かずにゆっくりと
した動きで反復する「スロートレーニング」
であれば低負荷でも血流量は減少する。

専用のベルトを巻くことで血流量を人為的
に制限する「加圧トレーニング」も低負荷で
筋肉を低酸素状態へと追い込める。

ホルモン・成長因子

筋肥大を助長するホルモン・成長因子は、筋トレによって分泌量を増やせる。

筋肥大を促すテストステロン

ホルモンとは、身体の成長や代謝機能に欠かせない生理活性物質であり、内分泌器官（ないぶんぴつきかん）から分泌され、体内を血流で循環しながら他の器官に作用する。

筋肥大に関わるホルモンとして、成長ホルモンとテストステロン（男性ホルモン）がよく知られているが、特に重要なのが**テストステロン**である。

テストステロンには、**タンパク質の合成（同化）を促進する**作用があり、類似物質であるアナボリックステロイド（→P.86〜87）がドーピング物質として禁止薬物に指定されていることからも筋肥大への働きがうかがえる。

筋力トレーニングを行った後にテストステロンの分泌量が増えることは、これまでの研究で確認されているが、増加する量はせいぜい20〜30％程度でしかない。ただし、筋トレを継続的に行うと、累積的に筋肥大を助長する効果が発現する。

筋トレによってテストステロンの分泌を効率良く増やすためには、適切なトレーニング容量（負荷×回数）を短いインターバルで行うことが重要。具体的には、目安となる80％1RMの強度（→3章P.102〜103）で3〜5セット行うことが基本となる。

成長ホルモンとIGF-1

筋トレを終了してから15〜30分後、成長ホルモンの分泌量は20〜30倍もの量になる。成長ホルモン自体は筋肥大を直接促すものではなく、肝臓から「IGF-1（インスリン様成長因子（ようせいちょういんし））」を分泌させる。このIGF-1が筋肉や骨の成長に関わる。

IGF-1は筋トレを行うことで筋線維からも分泌される。**筋線維から分泌されたIGF-1は、筋線維自体に作用し、mTORシグナル伝達系（→P.64〜65）を活性化したり、筋サテライト細胞を活性化したりして（→P.70〜71）筋肥大を促進する**ことがわかっている。筋線維から分泌されるIGF-1は筋肉由来の成長因子であるため、全身をめぐる循環型のホルモンよりも筋肥大に対して局所的かつ直接的に作用する。

まだ研究段階ではあるが、筋トレによってIGF-1の分泌を効率良く増やすためには、テストステロンの場合と同様に、適切な強度や容量で行うことが最も有効であると考えられる。

成長ホルモンそのものは筋肥大に直接関わらないものの、体脂肪の分解を促進する効果が極めて大きい。したがって成長ホルモンの分泌を増やすことも身体づくりには有効となる。

筋肥大を促進させるテストステロン

ステロイドホルモン

アンドロゲン（男性ホルモン）

- ジヒドロテストステロン
- デヒドロエピアンドロステロン

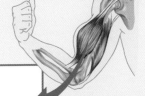

テストステロン

心身を男性化させるステロイドホルモン。ホルモンの中で最も筋肥大を促進させる。主に精巣から分泌される。女性の場合は、卵巣から男性の5～10%程度分泌される。

エストロゲン（女性ホルモン）

一般的に男性のテストステロンの分泌量は20代でピークを迎え、その後加齢とともに減少するが人によってかなり個人差がある。

筋トレで分泌量が増えるIGF-1（インスリン様成長因子）

肝臓

筋トレを行うと成長ホルモンの分泌が増え、成長ホルモンが肝臓に働きかけることで、肝臓からIGF-1が分泌される（循環型のIGF-1）。

筋肉

筋トレを適切な強度と容量で行うことにより、筋肉から直接分泌されるIGF-1の量が増え、筋肥大が促進される。

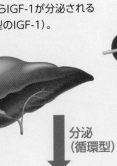

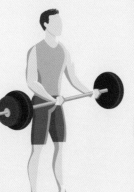

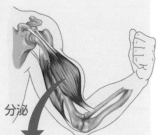

分泌（循環型）

分泌

IGF-1（インスリン様成長因子）

同一刺激への順化

同じ刺激を与え続けると筋肉は刺激に慣れてしまうため、筋肥大効果が停滞する。

3カ月で同一刺激に順応

筋肉にはストレスに適応する性質があるため、トレーニングで強い刺激を与え続けると、筋肉は強く太く成長する。しかし、その後にまた同じ刺激を与えてもさらなる成長は望めない。

これは適応した後に「順化」という現象が起こるため。順化とは「慣れる」ということ。学生が週3回の頻度で同じ筋トレを継続して行った実験では、被験者の大半が90日前後で筋力の増加が頭打ちになる結果が出た。

順化は刺激を変えれば抜け出せる。最初のうちは負荷（重量）を増やせば良いが、これ以上増やせないレベルまできたら、次はフォームを変えたり、別の種目に変更したりする。逆に負荷を下げてスロートレーニングで実施するような方法でも刺激は変わる。

刺激を変える多様な方法

負荷を重くせず刺激を変えるなら、「チーティング」を取り入れたフォームに変えるのが最も手軽な方法。他部位の力や反動を使うことでより限界まで筋肉を追い込める（→P.85上左図）。

ダンベルをバーベルやEZバーに持ち替えたり（→P.85中段図）、バーベルを握る手幅を広く（または狭く）したりする方法でも簡単に刺激を変えられる。ほかにも上体の角度や肩関節のポジションを変える方法（→P.85下段図）、同じ筋肉が対象のマシン種目やケーブル種目、自重種目に替える方法（→P.85上右図）なども有効となる。

順化に対しては、同じ刺激を長期間続けないことが重要となるため、常に新しい刺激に変える必要はなく、3カ月経てば元の種目に戻しても良い。

刺激を変える主な方法

● 負荷を重くする
● 同じ筋肉を対象とする
　別の種目に替える

※同じ筋肉が対象の種目を
　複数種目実施する場合

● 種目の組み合わせを変える
● 種目の実施順を変更する

刺激を変える種目の選び方

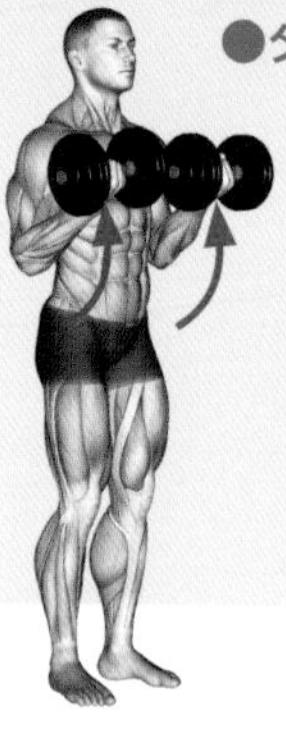

● ダンベルカールの場合
　➡ P.85

同じ筋肉を対象とする別の種目を選ぶ場合は、フォームや筋トレ種別、グリップ、ポジション（姿勢）などを変えることで刺激も変えられる。

フォームを変える（チーティング）

反復できる限界まできたら他部位の力や反動を使って上げるチーティングの動きを取り入れることで最後の力を絞り出す。挙上回数を以前より1〜2回追加すれば刺激は変化する。

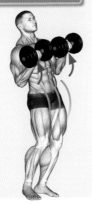

筋トレ種別を替える

マシン種目や自重種目はフリーウエイト種目と刺激が異なる。特にケーブルマシンの種目は負荷が抜けにくく、重力の作用にとらわれず多方向から負荷をかけて鍛えることができる。

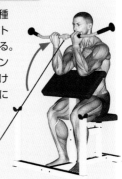

グリップを変える

腕や肩、背中の種目ではバーを握る手首（前腕）の角度で刺激が変わる。バーベルカール（左図）ではグリップが回外位で固定され、EZバーカール（右図）では回外位よりも少し回内したポジションで固定される。

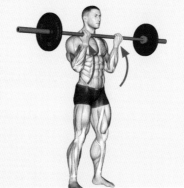
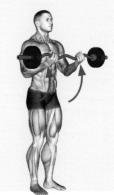

ポジション（体勢）を変える

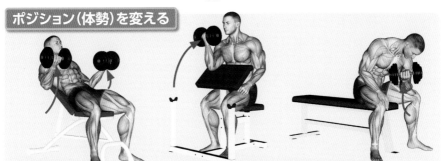

同じ関節動作でも上体の角度や体勢が変われば刺激も変わる（特に二関節筋が対象の種目）。腕を後方に振ったポジションで肘を曲げるインクラインカール（左図）では、上腕二頭筋を伸ばした状態で刺激し、腕を前方に振ったポジションで肘を曲げるプリーチャーカール（中央図）やコンセントレーションカール（右図）では上腕二頭筋を緩めた状態で刺激する。

薬物ドーピング

ドーピング検査の陽性反応で最も多いのがタンパク質合成を促進する薬物である。

アナボリックステロイドとは

1960年代頃からさまざまなスポーツ競技でドーピングが問題となり、禁止物質（薬物）が規定された。その後、禁止物質は年々拡大し、ドーピング検査をすり抜けるための利尿薬や隠蔽薬（いんぺい）も登場するなど複雑化している。

なかでもドーピングの象徴的存在であるアナボリックステロイドは、テストステロン（男性ホルモン）のタンパク質合成（同化）作用を強化する目的で作られた物質。筋肉増強剤として知られているものの、この物資がタンパク質の合成を促進するメカニズムはまだわかっていない部分が多い。

近年の研究においては、アナボリックステロイドがDNAからメッセンジャーRNAを写し取る「転写」（てんしゃ）（→P.64）を活性化し、筋線維でのIGF-1（→P.82～83）の生成を高めることが示されている。

さらに、アナボリックステロイドが筋線維の細胞核を増やし、その状態はステロイドの摂取をやめてもしばらく続くことが示された。これはマウスを用いた実験であるが、人間の場合でいうと、細胞核が増えた状態は10年程度続く計算になるという。

細胞核が増えた状態とは、すなわち筋肥大しやすい状態であるため（→P.66～67）、それが10年続くとするなら、薬物違反選手の出場停止期間も見直す必要があるのかも知れない。

遺伝子ドーピングの懸念

現在、最も危惧されているドーピングが「遺伝子ドーピング」である。

筋肥大に働くIGF-1の遺伝子を組み込んだウイルス（ベクター）をマウスの筋肉に注射したところ、急速に筋肥大が起こり、筋力も強くなることが実験ですでに確認されている。今後これらの研究成果は、筋ジストロフィーの治療などにつながっていくものと期待されているが、スポーツ競技でのドーピングに応用される危険も大いにはらんでいる。

最新の研究では、筋肥大を抑制するミオスタチンというタンパク質の作用をブロックする別のタンパク質「フォリスタチン」の遺伝子を組み込んだウイルスをサルの太ももに投与したところ驚異的な筋肥大が起こった。

遺伝子ドーピングは、現状の尿検査や血液検査では痕跡が出ないため検出はほぼ不可能。筋生検（きんせいけん）（バイオプシー）を行えば検出できる可能性はあるが、実施するのは現実的に難しい。

陽性反応の検出数が多い主な薬物ドーピング

※WADA（世界アンチ・ドーピング機構）で禁止薬物に指定されている成分の陽性反応

種類	主な検出成分	禁止の主な理由
蛋白同化薬（アナボリックステロイド）	● クレンブテロール ● スタノゾロール ● 19-ノルアンドロステロン ● メタンジエノン ● デヒドロクロロメチルテストステロン	テストステロン（男性ホルモン）に類似した物質で、タンパク質の合成（同化）作用を促進する（筋肉増強剤）。成分によっては闘争心を高める作用もある。
興奮薬	● メチルヘキサンアミン ● メチルフェニデート ● アンフェタミン	興奮薬は競技会時（または前後）に行われる競技会検査でのみ禁止されている。中枢神経系を刺激して反応速度が高まる。闘争心を高める。成分によっては疲労感を軽減する作用もある。
利尿薬および他の隠蔽薬	● フロセミド ● ヒドロクロロチアジド	水分の排泄を促し急速な減量に寄与する。尿の排泄量を増やすことにより禁止薬物の尿中濃度を下げ、ドーピング検査において陽性反応を出にくくする。
糖質コルチコイド	● ブデソニド ● プレドニゾロン	糖質コルチコイドは競技会時（または前後）に行われる競技会検査でのみ禁止。エネルギー代謝を活性化させる。
ホルモン調節薬および代謝調節薬	● タモキシフェン ● クロミフェン	エストロゲン（女性ホルモン）の作用を抑えてホルモンバランスを男性ホルモンに傾倒させる。成分によっては骨格筋の成長を抑制するミオスタチンの働きを阻害し、筋肥大の促進に貢献する。
β2作用薬	● テルブタリン ● メチルエフェドリン	喘息の治療などで服用する気管支拡張薬であるが、タンパク質の合成（同化）を促進させる作用や交感神経を興奮させる作用が認められたため禁止薬物に。
ペプチドホルモン・成長因子および関連物質	● エリスロポエチン ● 絨毛性ゴナドトロビン（男性のみ禁止）	エリスロポエチンは赤血球生成促進因子であるため酸素運搬能力が高まり、持久力が向上する。絨毛性ゴナドトロビンは筋肥大を促進する男性ホルモンの分泌量を増やすため、男性においてのみ禁止となっている。

スポーツ遺伝子

筋肉の構造に関連するタンパク質の遺伝子には生まれながらの個人差が存在する。

ACTN3遺伝子の変異

生まれながらにもっている「個人差」や「体質」は、主に遺伝子の違いに由来する。運動能力に関連する遺伝子をスポーツ遺伝子とよぶが、なかでも最も強い影響力をもつとされる遺伝子が「ACTN3」である。

ACTN3とは、α-アクニチン3というタンパク質の設計図となる遺伝子で、人によって正常なACTN3遺伝子をもっている「RR型」と、ACTN3遺伝子が変異してα-アクニチン3を作ることができない「XX型」に遺伝子タイプを分類できる（※両者の中間タイプとなる「RX型」はR型遺伝子を有するため、α-アクニチン3を作れる）。

α-アクニチン3は速筋線維の構造に関わるタンパク質であり、それが作れないXX型は筋肉の構造が弱くなる可能性が示されている。激しいトレーニングを行った後の筋肉の状態を筋損傷マーカー（筋線維の損傷に反応するマーカー）で調べると、XX型の人は速筋線維が傷つきやすく、筋力の回復も遅いということがわかった。

オーストラリアで発表された論文でも、スプリント系およびパワー系のトップ選手はすべてR型の遺伝子をもっていて、XX型はいなかったと報告されている（Yang,2003）。こうした研究から、筋肉が丈夫で回復も速いRR型のほうが、激しい練習を行うパワー系の競技に向いていると考えられる。

しかし、XX型の選手も長距離走など持久系の競技・種目では数多く活躍している。さらに瞬発系の競技でも優秀な選手は存在するため、遺伝子タイプで競技を選ぶ必要はない。それよりも遺伝子タイプに合ったトレーニング内容を組み立てれば良い。

XX型に適したトレーニング

現在、ACTN3遺伝子の検査は、口の中の粘膜を採取して郵送する形で手軽に受けられる。検査を受けて、仮にXX型だったとしてもそれほど落ち込む必要はない。

筋線維が傷つきやすい分、筋肥大を促進する筋損傷の刺激（→P.76〜77）を得やすいとも考えられる。実際にトレーニング効果についても、初心者であればRR型よりXX型のほうが効果は高いとする研究結果もある。

また、マシンやチューブを使ってエキセントリック収縮（→1章P.38〜39）局面の負荷を低減すれば（→P.89下図）、筋肉への過剰なダメージを避けつつ追い込むことができる。

ACTN3遺伝子と筋肉のタイプ別特性

ACTN3遺伝子

RR型	RX型（中間型）	XX型
筋肉の構造が強い	筋肉の構造がやや強い	筋肉の構造がやや弱い
スプリント系やパワー系競技のトップアスリートに多く、瞬発系の競技に適性があると考えられる。	R型遺伝子を有するためRR型と同様にスプリント系やパワー系競技のトップアスリートに多い。	持続的に筋力を発揮することが求められる持久系競技のアスリートに多いタイプ。
‖	‖	‖
RR型の選手が多い競技	**RX型の選手が多い競技**	**XX型の選手が多い競技**
陸上短距離種目・投てき種目、水泳短距離種目、重量挙げなど	陸上短距離種目・投てき種目、水泳短距離種目、重量挙げなど	陸上長距離種目、水泳長距離種目、自転車ロードレースなど

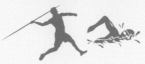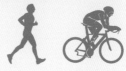

ACTN3遺伝子のタイプとトレーニングの関係

タイプ	長　所	短　所
RR型	● 高強度のトレーニングに対する耐性が強い ● 筋疲労しにくく回復も速い ● 筋肉痛になりにくい ● 筋線維が傷つきにくい	● 筋線維の構造が強いため筋損傷による筋肥大刺激を得にくい
RX型	● RR型と同様	● RR型と同様
XX型	● 筋線維が傷つきやすく筋損傷による筋肥大刺激をを得やすい	● 高強度のトレーニングに対する耐性が低い ● 筋疲労しやすく回復も遅い ● 筋肉痛になりやすい ● 筋線維が損傷しやすい

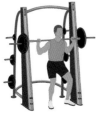

摩擦力が働いてエキセントリック収縮局面の負荷が低減するスミスマシンなら、XX型でも筋肉の過剰なダメージが生じにくくなる。

XX型の人が筋肉痛や筋損傷を低減するには、チューブが短く緩んでエキセントリック収縮局面の負荷が低くなるチューブトレーニングも有効な手段といえる。

パンプアップのメカニズム

ハードに鍛えた筋肉が一時的に膨れ上がる現象には複雑なメカニズムが働いている。

筋肉が水膨れ状態になる

　ハードなトレーニングをすると筋肉が一時的に膨れ上がりパンパンに張る。この状態を「パンプアップ」とよぶ。パンプアップが起こるメカニズムには二段階の反応が関わっている。

　運動やトレーニングなどで筋肉がエネルギーを消費すると、乳酸や二酸化炭素といった代謝物が生成される。これらの物質が蓄積して筋肉内の化学受容器を刺激することで、筋肉内の動脈が拡張する。

　それに加え、筋肉の収縮↔弛緩の繰り返しによるポンプ効果（ミルキングアクション）で血流が増加し、普段は閉じている「容量性血管」が開く。そ

こに血液が流れ込み、一時的に多量の血液が溜まる。まずはこのような即効的な反応で筋体積の増大が起こる。

　一方、これらの代謝物が筋線維と筋線維の間の組織（間質）に放出されると、間質を満たす間質液の浸透圧が高まる。すると筋線維を取り巻く毛細血管から間質に血漿（血液の半分以上を占める液体成分で、血漿の約90％が水分）の中の水分が流れ出て間質が希釈される。こうして**筋肉が水膨れ状態になる**ことで、運動後もしばらくの間はパンプアップの状態が継続する。

　パンプアップ自体は一時的なもので筋肥大とは異なるが、**運動で速筋線維が十分に使い込まれたことを確認する指標のひとつになる**と考えられる。

筋肉に水分が溜まるパンプアップ

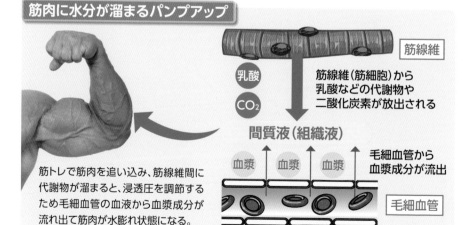

筋トレで筋肉を追い込み、筋線維間に代謝物が溜まると、浸透圧を調節するため毛細血管の血液から血漿成分が流れ出て筋肉が水膨れ状態になる。

筋線維

乳酸
CO₂

筋線維（筋細胞）から乳酸などの代謝物や二酸化炭素が放出される

間質液（組織液）

血漿　血漿　血漿

毛細血管から血漿成分が流出

毛細血管

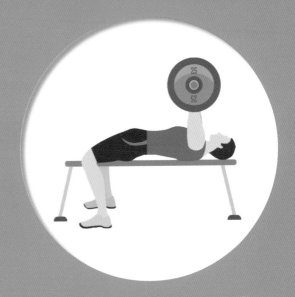

第3章

筋トレを
極める

筋力トレーニングではこれまで積み重ねられてきた研究から、
効率良く筋肥大するための負荷強度や実施回数が確立されている。
さらに、トレーニング方法やメニューの組み方も多様化している。

筋肥大＝筋力アップ

筋肉の太さと筋力は密接な関係にあり、筋力アップはスピードアップにもつながる。

筋力は筋断面積に比例する

筋肉が発揮できる力（筋力）は、筋肉の太さ（生理学的筋横断面積：PCSA）に比例する（→序章P.18〜19）。それはこれまでの研究においても立証されている（→P.93下左図）。

アスリートと違ってボディビルダーの筋肉は、"見せかけの筋肉"あるいは"使えない筋肉"といったイメージを抱いている人も多いようであるが、基本的にすべての筋肉は、太くなるほど強い力を発揮することができる。

ただし、**筋力を競技パフォーマンスにつなげるためには、専門技術の練習によるスキルアップが必要となる**（→4章P.132〜133）。競技動作のように複数の関節を連動させる動きでは、効率的な身体の使い方や、連動性で生まれるパワーを爆発させるスキルなどが求められるため、筋力が強ければ良いといった単純なものではない。

「加速度」は「力」に比例する

スポーツの現場では、筋肉をつけると"スピードが失われる"あるいは"動きにキレがなくなる"と言われることが度々ある。しかし、**スピードを生み出す「加速度」は「力」に比例する。**

これは物理学者のニュートンによる「加速度運動の法則」から明らかである。この法則を式で表すと下記の通りとなる。↓

$$力 = 質量 \times 加速度$$

すなわち、加速度の大きさは力の大きさに比例する。質量が同じ物体を動かす場合、大きい力で物体を引っぱったり押したりするほど物体の加速度は大きくなり、加速することでスピードが生まれる（下図）。

つまり**筋肉を太くすれば筋力は強くなり、筋力が強くなればスピードも速くなる**、ということになる。逆にいうと、パワーやスピードを向上させるためには、まず筋肥大を目指す必要があるということ。陸上短距離種目のトップスプリンターが筋力トレーニングに取り組んでいるのも同じ理屈である。

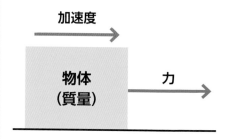

運動方程式のイメージ図。物体を動かす力が大きいほど、物体の加速度は大きくなる。

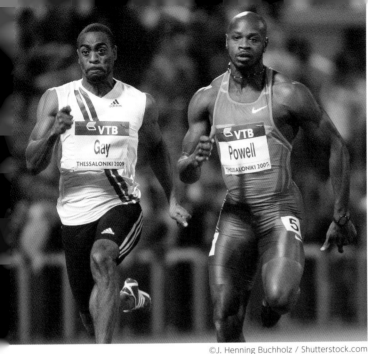

©J. Henning Buchholz / Shutterstock.com

スプリンターのビルドアップされた肉体。筋力アップするために必要となる筋量(筋肉量)の増加は、体重の比率でいえばそれほど大きくない。脂肪をつけずに必要な筋肉を太く強くすることができれば、基本的に筋肥大による筋力アップは、スピードアップにもつながる。(ボディビルダーのように全身の筋肉を大きくするのではなく、対象動作への関与が高い筋肉群を中心に筋肥大させることが条件)

筋力と筋肉の太さは比例する

筋断面積と筋力の関係

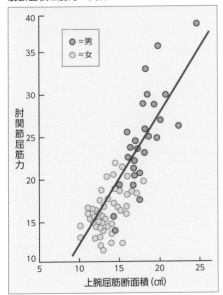

凡例：
○＝男
○＝女

縦軸：肘関節屈筋力（10〜40）
横軸：上腕屈筋断面積（cm²）（5〜25）

出典：「Fukunagaら, 1978」 筋力に比例する筋断面積とは筋肉の実質的な太さを表す「生理学的筋横断面積(PCSA)」を指す(→序章P.18〜19参照)。

筋力が上がればスピードも上がる

力–速度関係

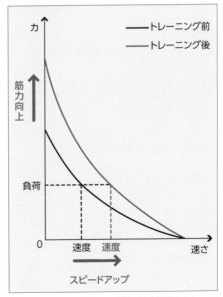

——トレーニング前
——トレーニング後

力
筋力向上
負荷
速度　速度
スピードアップ
速さ
0

筋肉の生理学的特性を示す「力-速度関係」。トレーニングによって筋力(縦軸)が増すと、一定の負荷を動かすことができる速度(横軸)も増すことになる。

筋トレの原理・原則

トレーニングには方法や種目に関係なく、すべてに共通する原理・原則がある。

特異性の原則

古くからトレーニング全般の基本原則として認識されているのが**「特異性の原則」**である。この原則では、**トレーニングで得られる効果には特異性がある**ということを表している。

あるトレーニングを行った場合、そのトレーニングに対しての効果しか得ることはできない。極端な例で説明すると、筋トレで筋肉や筋力を強くすることはできても、持久力は向上しない（下図）。腕のトレーニングで脚の筋肉は強くならない。生理学的に当然の話ではあるが、トレーニングはまずこの原則をふまえたうえで実施する。

サイズの原理

「サイズの原理」は1章P.36～37でも触れた通り、**筋力を発揮する際、遅筋線維を支配する小さな運動単位から動員される**という原理。大きな力を発揮する段階になって速筋線維を支配する大きな運動単位が動員される。小さな運動単位を優先的に動員することで無駄なエネルギーを使わず、細やかな筋力調整を可能にするしくみといえる。

ただし例外があり、筋肉が力を出しながら引き伸ばされるエキセントリック収縮（→1章P.38～39）の局面では、発揮する力の大きさに関係なく速筋線維が優先的に動員される。

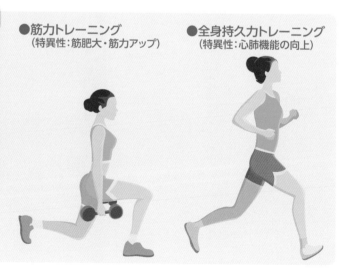

特異性の原則

トレーニングで得られる効果にはそれぞれ特異性がある。筋肉と心肺機能を同時に追い込めるトレーニング方法もあるが、その方法では筋肥大効果、心肺機能向上効果ともに小さくなる。

●筋力トレーニング
（特異性：筋肥大・筋力アップ）

●全身持久力トレーニング
（特異性：心肺機能の向上）

漸増性負荷の原則

この原則は「漸進性の原則」と「過負荷の原則」をひとつに合わせたもの。

過負荷の原則とは、**身体が日常的に受けている負荷（刺激）より強い負荷を与えないと筋肉は成長しないという**もの。日常レベルの負荷で筋トレを行

っても筋肥大効果は得られない。

漸進性の原則は、漸進性の意味（順を追って少しずつ進む）の通り、トレーニングでは**現状の負荷に適応する度に、負荷強度を少しずつ上げることで筋肉は成長を続ける**という原則。

どちらの原則も身体の環境適応能力に基づいている（→2章P.60～61）。

サイズの原理

筋力を発揮する際は、最初に小さな運動単位(遅筋線維)から優先的に動員される。そこから強い筋力を発揮する段階になってはじめて大きな運動単位(速筋線維)が動員される。

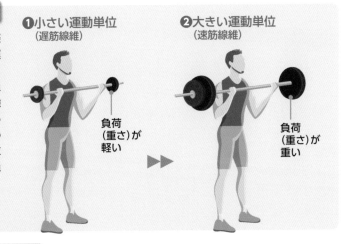

❶小さい運動単位
（遅筋線維）

負荷
(重さ)が
軽い

❷大きい運動単位
（速筋線維）

負荷
(重さ)が
重い

漸増性負荷の原則

●過負荷の原則

肉体や筋肉を成長させるためには、日常的に身体が受けている負荷（刺激）を超える強度の負荷を与える必要がある。

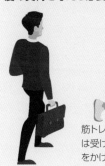

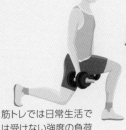

筋トレでは日常生活では受けない強度の負荷をかけて鍛える。

●漸進性の原則

生理的な適応には順化が起こるため、現状の負荷に適応したら、そこから負荷のレベルを高めないと筋肉の成長は停滞する。

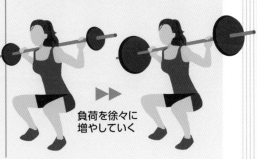

負荷を徐々に
増やしていく

1RM筋力を測定する

筋力の測定には、専用の測定器や測定機器を使用しない方法もある。

筋力測定の重要性と難しさ

筋力トレーニングを実施するうえで重要となるのが筋力の測定である。筋力測定の数値がトレーニングの効果を正しく評価するための指標となる。

筋力の測定にはいくつかの方法がある。**等尺性（随意）最大筋力**は、筋肉の長さを変えず発揮できる筋力を測定する方法であり、握力計や背筋力計を使用して計測する。**等速性筋力**は、筋肉が一定の速度で収縮している状態で発揮できる筋力を測定する方法。専門機器がないと計測できない。

一方、筋力を評価する便利な指標となっているのが「1RM筋力」である。1RM筋力の計測に測定機器は必要なく、普段トレーニングを行っている設備で計測できる。さらに、計測が簡単でありながら、**1RM筋力の数値は運動・トレーニング分野の学術論文において、信頼できる筋力の評価基準として用いることができる。**

「1RM筋力」の測定方法

1RM筋力について簡単に説明すると、**1回だけ持ち上げられる限界の重さ（最大挙上重量）**という解釈になる（※RMは「最大反復回数」という意味）。

例えば、ベンチプレスで80kgまで挙上できるという人は、80kgが1RM筋力となる。これを応用する形で、10回の挙上を80kgまでできるという人は、80kgが10RM筋力ということになる。また、日常のトレーニングを通して10RM筋力や8RM筋力の数値がわかっている場合は、その数値から1RM筋力などを算出することもできる（→P.97下図）。

ただし、**1RM筋力の数値が世界共通の指標となっているのはバーベルやダンベルで鍛えるフリーウエイトの種目のみ**。マシン種目はマシンの機種やメーカーによって負荷形態摩擦の大きさ、グリップの位置、挙上する方向などが微妙に異なるため共通の指標にはならない（※個人的にトレーニング効果を評価する指標として同じマシンで測定するような場合は問題ない）。

測定機器を使わない1RM筋力の計測は、一見すると簡単に思えるが正確に測定を行うのは意外と難しい。挙上することにこだわりすぎてフォームが不正確になったり、反動を使ったりすると正確な数値は計測できない。

1RM筋力は一人で測定することも可能ではあるが、ベンチプレスやスクワットなどのように高重量を扱う種目の場合には補助者が必要である。

1RM筋力を測定する際の注意点

❶正しいフォームで計測する

1RM筋力の測定では記録よりも正しいフォームを重視。反動を使ったり、勢いをつけて挙げたりするようなフォームでは正確な数値が測れない。

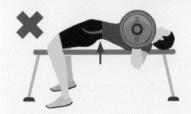
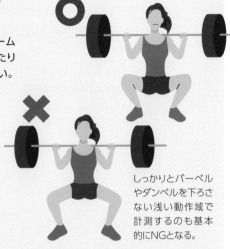

ブリッジをしたり、上体を振ったり、計測の対象ではない他部位の力を利用したりするフォームで挙げるのは正確な1RM筋力が計測できないのでNG。

しっかりとバーベルやダンベルを下ろさない浅い動作域で計測するのも基本的にNGとなる。

❷同じ条件で測定する

測定時のコンディションをできるだけ同じ状態に揃える。ベンチプレスの1RM筋力を測定する場合は、毎回、前回のベンチプレス実施日から同じ回復期間を挟んで測定する。他の種目での疲労なども測定数値の誤差につながるため他の種目を行う前に計測する。

❸最初の計測値は目安値

最初の測定で1RM筋力を知るためには、重さを変えながら何度も挙げて計測する必要があるため、正確に測ったとしても、計測した数値が疲労した状態の数値である場合も多い。最初の測定値を目安にして後日測定すればより正確な数値がわかる。

計算による1RM筋力（推定値）の出し方

「RM強度」を指標に右表を利用して1RM筋力を算出。80kgの重さを8回まで挙上できる場合、1RM筋力は換算（右表）すると100kgと推定することができる。表を使わずに数値を算出したい人は下記のような計算式もある。

1RM（推定値）の計算式（モデル式）

$$1RM=挙上重量×\left\{1+\frac{RM（最大挙上回数）-1}{30}\right\}$$

※（メイヒューら,2004）より引用

1RMに対する割合と反復回数

1RM（%）	反復回数
100%	1回
95%	2回
93%	3回
90%	4回
87%	5回
85%	6回
80%	8回
77%	9回
75%	10回
70%	12回
67%	15回
65%	18回
60%	20回
60%以下	20回以上

挙上重量が伸びる要因

筋トレにおいて挙上重量がアップする要因は、筋肥大だけではない。

挙上重量を伸ばす技術の向上

筋力トレーニングを継続的に行っていれば、筋肉は強く太く成長する。筋肉が太くなれば筋力も強くなるため、より重い負荷（重量）を挙上できるようになる。最新の研究では、トレーニングを開始してから1週間後には筋肉の成長が始まるということも明らかになっている。しかし、**挙上重量が伸びていく要因となるのは、実際のところ筋肥大だけではない。**

トレーニング開始初期に挙上重量が伸びる最大の要因は、**挙上技術の向上**によるもの。いわゆる学習効果である。経験の少ない初心者ほど初期段階で現れる学習効果は大きくなる。

特にスクワットやベンチプレスといったフリーウエイトの多関節種目は動員される筋肉の数が多く、動きを学習することにより全身を協調させて力を発揮するフォームが身に付くため、他の種目より初期段階における挙上重量の伸び率が大きくなる傾向にある。

中枢神経系のブレーキが低減

トレーニングの初期段階に挙上重量が伸びる要因として、学習効果とともに現れる変化が**中枢神経系による抑制**（ブレーキ作用）の低減である。

1章P.36〜37でも解説した通り、強い力を出すほど多くの運動単位が動員されるものの、最大筋力を発揮した時でもすべての運動単位が動員されるわけではない。これは運動神経の上位の中枢神経系で過度な出力をしないようにブレーキがかかるため。電気刺激を使ったこれまでの実験から、およそ90％前後までしか運動単位は使われていないと推察される。さらに、高重量を扱う種目ほど出力レベルが大きくなるため、身体に無理な負担をかけないように中枢神経系が強めにブレーキをかけるものと考えられる。

ところが筋トレを継続的に行うことによって中枢神経系による抑制は徐々に低減され、これまで使われていなかった運動単位が新たに動員されるということがわかっている。

つまり**初期段階での筋力アップは、筋肥大よりも動員される運動単位の増加によるものであり、それが挙上重量を伸ばす主な要因となっている。**

トレーニング開始から1カ月〜1カ月半程度で、学習効果と中枢神経系の抑制低減による効果はだいたいひと段落するため、そこから先は筋肥大が主な要因となって挙上重量を伸ばしていくことになる。

挙上重量を伸ばす3つの要因

❶筋肥大による筋力アップ

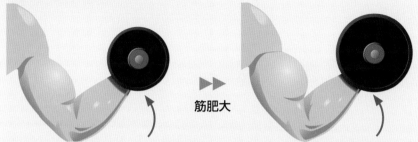

筋肥大

筋トレによって筋肉が大きくなると筋力も強くなるため、挙上重量を伸ばす要因となるが、筋肉は少しずつしか成長できないので筋力アップの効果が現れるまでは少し時間がかかる。

❷フォームの学習による挙上技術の向上

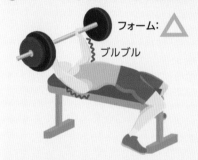

フォーム：△

ブルブル

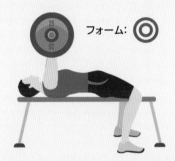

フォーム：◎

筋トレではフォームがしっかり固まらないと動作中に大きな力を十分に発揮できないため、初心者ほどフォームの学習効果や挙上技術の向上による挙上重量の伸び幅が大きくなる。

スクワットやベンチプレスなどの多関節種目は特に初心者と経験者で技術に差があるため、フォームの学習効果や挙上技術の向上による効果が他の種目より大きくなる傾向にある。

❸中枢神経系による抑制（ブレーキ作用）の低減

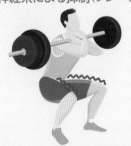

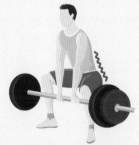

筋トレを継続して行うと、中枢神経系における抑制が低減して動員される運動単位が増える。高重量を扱う種目ほど身体に負担がかかるため強いブレーキ作用が働いていると考えられる。

筋トレ種目の優先順位

筋トレを行う目的は人それぞれ異なるが、種目選びと実施順には共通原則がある。

プライオリティの原則

1回の筋力トレーニングで複数の種目を行う際、どのような種目順で実施するのかも重要なポイント。同じ種目の組み合わせでも適切な順序で実施しなければ、トレーニングの容量や得られる効果は小さくなる。

筋トレ種目の実施順には、「**プライオリティの原則**」とよばれる大前提がある。これはボディビルにおけるトレーニング現場の知識から生まれたものであり、アメリカスポーツ医学会(ACSM)や全米ストレングス&コンディショニング協会（NSCA）でもトレーニングの指針のひとつとして採用されている。

基本原則は「**最も重要な部位からトレーニングを行う**」というもの。身体の部位で最も重要とされるのは、体の中心となる体幹まわり（股関節も含む）の大きな筋群なので、プライオリティの原則に基づく実施順は、中心から末端へ、「**体幹まわりの大筋群種目→腕・肩・脚の中筋群種目**」の順ということになる。ここでいう体幹まわりの大筋群種目とは、高負荷で胸、背中、太ももの筋群を鍛える種目を指す。

上半身の大筋群種目では腕や肩の筋群も動員されるため、腕の種目や肩の種目を先に行うと、疲労の影響で高重量を扱う大筋群種目の挙上重量や反復回数が減ってしまう。このようにトレーニング効果の観点からもプライオリティの原則は理にかなっている。

多関節種目と単関節種目

実施順にはもうひとつ、「**多関節種目→単関節種目**」という原則がある。多関節種目は複数の関節を連動させる動きとなるため、動員される筋肉が多く、高重量を扱う種目となる。それに対し、単関節種目はひとつの関節のみを動かすため、動員される筋肉は少なく、高重量を扱う種目もほとんどない。

基本的に大筋群を鍛える種目はほぼ多関節種目であり、中筋群を鍛える種目は単関節種目が中心となるため、この実施順でもプライオリティの原則と基本的な流れは変わらない。

ただし、単関節種目には大筋群をピンポイントで鍛える種目もあるため、胸（大胸筋）や背中（広背筋、僧帽筋）、股関節（大腿四頭筋、ハムストリング、内転筋群）といった重要部位をまず多関節種目で鍛え、次に単関節種目でピンポイントに追い込む、といった組み合わせも可能となる。ほかにも単関節種目は、弱点である部位を狙って強化する種目としても有効である。

筋トレにおける「プライオリティの原則」

原則として「大筋群種目」と「多関節種目」を兼ねる種目が最優先となる。

- ❶ 体幹まわりの大筋群種目 ➡ ❷ 腕・肩・脚の中筋群種目
- ❶ 高重量を扱う多関節種目 ➡ ❷ 単関節種目

●高負荷で大筋群を鍛える多関節種目が最優先

ベンチプレス
大胸筋を中心に体幹の前面を鍛える種目。三角筋（前部）、上腕三頭筋も鍛えられる。

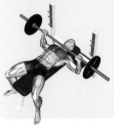

スクワット
大腿四頭筋、大殿筋、内転筋群を中心にお尻と太ももを鍛える。脊柱起立筋も強化。

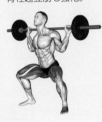

ラットプルダウン
広背筋を中心に体幹後面を鍛える種目。僧帽筋や三角筋（後部）も鍛えられる。

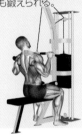

チンニング
ラットプルダウンと同様に体幹後面の大筋群を鍛える種目。自重でも負荷は高い。

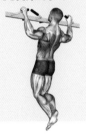

単関節種目の選び方

多関節種目の後に行う単関節種目は、種目選びで主に2つの選択方法がある。

●大筋群を狙って追い込む

中筋群の中でもより重点的に強化したい筋肉だけを狙って鍛えられる種目を選ぶ方法。レッグエクステンション（左図）は大腿四頭筋を、マシンフライ（右図）は大胸筋をピンポイントで追い込める種目。

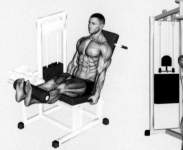
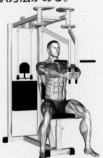

●重点部位・弱点部位をピンポイントで強化する

小筋群の中でも特に鍛えたい筋肉の対象種目を選ぶ方法。レッグカール（左図）はスクワットでは鍛えにくいハムストリング、ライイングエクステンション（右図）は上腕三頭筋を狙って追い込める種目。

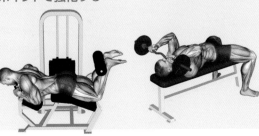

負荷強度（挙上重量×反復回数）

効率良く筋肥大効果を高めるには、適切な負荷レベルと反復回数で行う必要がある。

筋肥大の目安は80％1RM

筋力トレーニングには、筋肥大および筋力アップが促進される最適な負荷強度が存在する。これは長い時間をかけて積み上げられたトレーニング現場の経験や研究機関の検証データをもとに導き出された確かな数値である。

メカニカルストレス（→2章P.74〜75）の刺激（力学的刺激）で筋肥大を目指すのであれば、**負荷強度を「80％1RM」前後に設定して行うことが基本**であり、80％1RMという数値は、世界共通の基準といって良い。**80％1RMとは、1RM最大筋力（→P.96〜97）の80％にあたる負荷強度。RM（最大反復回数）でいうと8RMに相当する。**

運動ボリュームの刺激も重要

筋トレでは、仕事（消費エネルギー）を「容量（重さ×回数）」と言い換えられる。そして、トレーニング容量は「運動ボリューム」ともよばれる。

筋肉に対して、筋肥大を促進する刺激を与えるためには、**負荷強度だけでなく、運動ボリュームに関しても一定のレベルを上回る必要がある。**

負荷強度を90％1RM以上の高強度に設定すると、挙上できる回数が少なくなり、運動ボリュームも小さくなるため、筋肥大は起こりにくくなる。セット数を重ねてトータル回数を増やそうとしても、筋力の回復に時間がかかってセット間インターバル（休憩）が長くなるので結果的に刺激は弱くなる。

ただし、高重量の負荷を扱うことで中枢神経系の抑制（→P.98〜99）が徐々に低減されるため、筋力アップや挙上重量のアップには有効となる。高負荷低回数のトレーニングは重量挙げの選手なども取り入れている。

低負荷でも筋肥大は可能

負荷強度が65％1RM以下の低強度になると力学的な刺激が弱くなり、筋肥大しやすい速筋線維も動員されなくなるため、筋肥大は起こりにくくなる。その代わり、低負荷高回数のトレーニングでは筋持久力を高められる。

一方、近年の研究では、低負荷高回数のトレーニングでも筋肉が真に疲労困憊になるまで追い込めば速筋線維が動員され、筋肥大効果を得られることがわかってきている（→P.110〜111）。

高回数のトレーニングは時間がかかり効率的とはいえないが、負荷そのものは低いため成長期の子どもや女性、高齢者などには適した面もある。

負荷強度（％1RM）とトレーニング効果の関係

負荷強度 （％1RM）	RM （数字は回数）	主な効果	特 徴
100 95 93 90	1 2 3 4	**筋力アップ** （挙上重量のアップ） ※神経系の適応、 挙上技術向上 の効果も高い	高負荷・低回数で行うと 運動ボリュームが小さく 力の発揮時間も短いため 筋力はアップするものの 筋肥大は起こりにくい
87 85 80 77 75 70 67	5 6 8 9 10—12 12—15 15—18	**筋肥大および 筋力アップ**	最も効率良く筋肥大と 筋力アップができる強度。 これまでの研究により **80％1RM前後、** RMでは**8-10RM** の強度が最適とされる
65 60 50	18—20 20—25 30—	**筋持久力の向上**	負荷強度が低いため 筋肥大効果を得るには 効率があまり良くない

（出典：「Fleck＆Kraemer,1987」より改変）

筋トレの運動ボリューム（トレーニング容量）

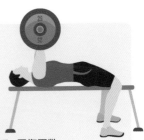

挙上重量 × 反復回数 ＝ 運動ボリューム

ベンチプレスを100kgの重量で4回行った場合、運動ボリュームは
「100×4＝400」。80kgで10回行うと「80×10＝800」。
挙上重量を下げても反復回数が増えれば運動ボリュームは高くなる。反復回数
が増えるほど筋肉が力を発揮する時間も長くなるが、負荷強度を下げて65％
1RM以下にすると速筋線維が動員されにくくなり、筋肥大効果を得にくくなる。

セット数&インターバル

筋肥大を促進する刺激を得るには、1セットだけでなく複数セット行う必要がある。

各種目最低3セットが基本

P.112〜113で解説した通り、筋力トレーニングで筋肥大を促す刺激を得るためには、運動ボリュームでも一定のレベルを上回ることが条件となる。

1セットを80％1RM（8RM）の負荷強度で行う場合、1セットの反復回数は8回となるが、これではボリュームが足りないためセット数を重ねる必要がある。これまでの研究では、**1種目あたり3セット（トータル回数25回前後）行うと筋肥大効果がしっかり現れる**ことが確認されている。

4セットまたは5セット行った場合、3セットより高い効果が出るのかは、まだはっきりした結論は出ていない。ただし、スクワットやデッドリフト、ベンチプレスといった大筋群が対象の種目などは、刺激を与える筋肉の総体積が大きいため、3セットでは刺激が不十分となる可能性もある。できる人は4〜5セット行ったほうが、筋肥大にはより効果的だと考えられる。

セット間インターバルは短く

複数セットを消化するトレーニング（セットトレーニング）では、各セットの間に一定の休憩時間（セット間インターバル）を取ることになる。

セット間インターバルは筋力を回復させる時間として欠かせないが、**筋肉を休ませる時間が長くなると刺激の蓄積がリセットされる**ため、複数セットを行う効果が低減すると考えられる。これまでの研究では、セット間インターバルが3分以上になると筋肥大効果が低減するという報告もある。

セット間インターバルの長さとトレーニング効果の関係を調べた実験では、2分のインターバルより1分のインターバルでセットトレーニングを行うほうが筋肥大効果は高くなることが示唆されている（→P.105上図）。

10RMの負荷強度でセットトレーニングを行った他の実験でも、インターバルを1分にすると最もテストステロンの分泌量が増えたと報告されている。

インターバルは短いほうが高い効果を得られるが、無理に短くしても筋力の回復が追い付かず、次のセットでしっかり回数をこなせなくなるため、**セット間インターバルの時間はだいたい1〜2分の範囲で設定する**と良い。

また、セットの組み方にはさまざまな方法があり、ディセンディング法（→P.114〜115）のようにセット間インターバルをほとんど取らず、効率的に筋肉を追い込むテクニックもある。

セット間インターバルの時間とトレーニング効果の関係

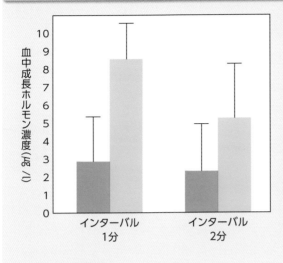

凡例:
- ■ ベースラインの濃度
- ■ トレーニング終了直後

20代男性10名を複数グループに分け、スクワットとベンチプレスを異なるインターバルで4セットずつ実施したところ、インターバル2分のグループより、1分のグループに成長ホルモンの大幅な増加が見られた。成長ホルモンは筋肥大への直接的な効果は小さいが、筋肥大に重要なIGF-1の増加を示すひとつの目安と考えられる。

*P<0.05（※有意差あり）

(出典:「Rahimiら,2010」より引用改変)

セット間インターバルの長さによるトレーニング刺激の違い

※「8-10RM」の負荷強度で3～5セット行う場合を想定

刺激	長いインターバル (目安:3分以上)	短いインターバル (目安:1～2分)
運動ボリューム	回復時間を長く取れるために、3セット以上実施しても最後までしっかり回数を消化できる。	セット間の疲労回復が不十分だと途中でフォームが崩れたり、反復回数が減ったりするリスクがある。
メカニカルストレス	回復時間を長く取って高負荷の筋トレで力学的刺激を与える。	セットを重ねるごとに疲労で使用重量が下がることがある。
代謝環境	セット間に筋肉へ酸素を十分に送り込めるため無酸素性と有酸素性の代謝が行われる。	回復時間が不十分だと乳酸などの無酸素性代謝物が蓄積するため、筋肉に化学的刺激を与えられる。
酸素環境	インターバル中には筋肉に送られる血流が増大するため、徐々に高酸素環境へとシフトする。	筋肉内の酸素濃度が回復する前に次のセットに移るため、セットを重ねるごとに低酸素環境となる。
ホルモン・成長因子	長いインターバルでは成長ホルモン、IGF-1、テストステロンの分泌が活性化しにくくなる。	短いインターバルだと成長ホルモン、IGF-1、テストステロンの分泌が活性化しやすくなる。

実施頻度（1週間あたり）

筋トレのプログラムは、通常1週間の単位で作成する。

中3日・週2回の実施が基本

筋力トレーニングで筋肥大するには継続的なプログラムが必要であり、通常は1週間を単位としてプログラムを作成する。同じ部位のトレーニングでは実施頻度が高ければ効果も高くなるというわけではない。**トレーニング後は筋肉の疲労を回復させる期間が必要となり、筋肉はその期間に成長する。**

人の筋肉をバイオプシー（生体組織採取検査）で調べた実験では、激しいトレーニングの後、筋タンパク質合成の反応が高まっている状態は、48〜72時間続くことが確認されている。

筋タンパク質合成の反応が高い期間は、筋肉の成長や修復が進行している時間であり、そこに新たなトレーニングの刺激を加えても筋タンパク質合成の反応がさらに高まることはない。

同じ部位・同じ筋肉を鍛える場合は、最低でも48時間以上の時間（間隔）を空けて行うことが基本となる。

動作様式やボリュームを考慮

筋力の回復についてはこれまでの研究から、トレーニングの4日後には完全に回復すると考えられている。エキセントリック収縮（→1章P.38〜39）

の局面で高負荷をかけると回復はこれよりかなり遅くなることがわかっているが、同様のトレーニングを長期間行った他の実験では、回復期間が徐々に短くなり、6日程度で完全に回復するようになったと報告されている。

筋タンパク質合成の反応や回復期間を考慮すると、同じ種目は中3日空けて週2回実施するのが最適となる。疲労の回復が早い人でも週3回行えば十分。トレーニングの翌日でも疲労を感じない人や、同じ種目を週4〜5回行っているという人は、負荷強度が低いか、フォームが浅くて刺激が弱くなっている可能性があるので確認してみよう。

週2回の実施に比べると効果はかなり小さくなるが、週1回の実施でも筋肥大は可能。**週1回であれば十分な回復期間を取れるため、セット数を3セット以上に増やすと良い。**特に大胸筋や広背筋、大殿筋、大腿四頭筋といった大筋群に対しては、5〜6セット行って追い込むと良い。

1週間の実施スケジュールを組んでも、疲労や筋肉痛が残っているのを感じたら無理せず1回飛ばしたり、負荷やセット数を減らして行う。1週間程度の中断であれば筋肉の衰えにはつながらないこともこれまでの研究で確認されている（→5章P.170〜171）。

筋トレ後の筋タンパク質合成反応

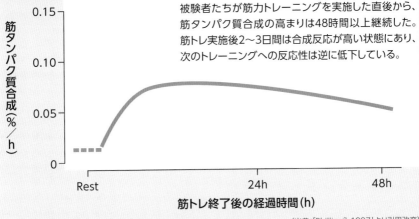

筋タンパク質合成（%／h）

0.15

0.10

0.05

0

Rest　　　　　　　　　　24h　　　　　　　　48h

筋トレ終了後の経過時間（h）

被験者たちが筋力トレーニングを実施した直後から、筋タンパク質合成の高まりは48時間以上継続した。筋トレ実施後2〜3日間は合成反応が高い状態にあり、次のトレーニングへの反応性は逆に低下している。

（出典：「Phillipsら,1997」より引用改変）

筋疲労の回復期間が長くなる主な要素

同じ部位、同じ筋肉を鍛える場合、中3日程度の回復期間が目安となるが、トレーニング内容や個人差などで回復により時間がかかるケースもある。

●トレーニングの強度・量
高重量を扱う種目を5セット以上行ったり、負荷をそれまでより重くして実施した場合、筋疲労の回復により時間がかかる場合がある。

●実施種目の内容
負荷を下ろすエキセントリック収縮の局面で高負荷がかかる種目は筋肉痛が起こりやすく筋力の低下も大きい。回復にも時間がかかる。マシン種目は摩擦によりエキセントリック収縮の負荷が低減する。

●トレーニングの経験
初体験の種目、ブランクの長い種目などを実施すると身体がその動きや刺激に対して慣れていないため、通常よりも筋疲労の回復に時間がかかってしまう場合がある。

●コンディショニング
トレーニング実施後の回復期間に毎晩適量以上の飲酒をしたり、寝不足の日が続いたりすると筋疲労の回復も遅くなりやすい。

●遺伝子タイプ（→2章P.88〜89参照）
ACTN3遺伝子のタイプがXX型の人は、RR型、RX型の人よりも筋損傷を受けやすく、筋疲労の回復に時間がかかる。

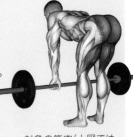

対象の筋肉（上図ではハムストリング）が伸びた状態で最大負荷がかかるスティッフレッグドデッドリフトのような種目は、エキセントリック収縮の局面で強い負荷がかかる。

トレーニング部位の分割

全身の筋肉をトレーニングする場合、部位を分割することで効率性を高められる。

部位を分割するメリット

フィジカル強化を目的として全身の筋肉を鍛える場合、実施する種目が多くなるため、1日で全メニューを消化することは難しくなる。そこで登場するのが部位ごとにトレーニング日を分割する「スプリット・ルーティン」である。部位ごとに種目を振り分けることで1回のトレーニング時間が短くなり、心理的ストレスも軽減できる。

スプリット・ルーティンは、**全身を2分割または3分割するのが基本**。部位の分割に関しては、各筋肉の働きによって振り分ける方法もある。

プレス系とプル系に分割

上半身の種目は、**部位で分割する方法のほかに、「プレス系（押す動きに働く筋群）」と「プル系（引く動きに働く筋群）」に分割する方法**がある。

例えば、ベンチプレスに動員される大胸筋（胸）、三角筋の前部（肩前部）、上腕三頭筋（上腕後面）はいずれもプレス系の筋肉。ベンチプレスで追い込むといずれの筋肉も疲労するため同じ日に鍛えたほうが効率的となる。

プレス系の種目をまとめて行う場合は、プライオリティの原則（→P.100

〜101）で大筋群を鍛える多関節種目が優先となるため、まずベンチプレスなど大胸筋が対象の種目を最初に行う。次に三角筋の前部の種目、三番目に上腕三頭筋の種目という順番になる。

それに対し、プル系は広背筋・僧帽筋（背中）、三角筋の後部（肩後部）、上腕二頭筋（上腕前面）の種目が中心。上半身の種目をまとめて行う場合は、プレス系とプル系の種目を交互に実施することで、どちらの筋肉も疲労や筋力低下をある程度回復させた状態でハードに鍛えるという方法もある。

種目数より疲労度を均等にする

スプリット・ルーティンでは種目数を均等に分割するより、**疲労度を均等にする**という視点も重要となる。ベンチプレスやスクワットといった高重量を扱う大筋群の種目は疲労度が大きいためそれぞれ別日に分散させる。

スクワットをはじめとする下半身の種目は上半身の種目より運動ボリュームが大きいため、種目数が少なくても下半身限定の日を作る人も多い。

また、腹直筋（腹）の種目にも大腿直筋（太もも前面）が動員されるため、腹&脇腹の種目は下半身の種目と同じ日に行うほうが効率的だといえる。

❶ 上半身と下半身＋腹に分割

主要な腹筋種目は股関節の動きをともなうため下半身に含めて❹と⑱の種目数も均等にする。

❹（上半身）	⑱（下半身＋腹）
● 胸 ● 背中 ● 肩 　（前部・後部） ● 上腕 　（前面・後面）	● 下半身 ┌ 尻、 │ 太もも前面、 │ 太もも裏、 └ 内もも ● 腹＆脇腹

※「下半身」にふくらはぎの種目を追加しても良い。腹とふくらはぎの筋肉は他の筋肉よりも疲労の回復が早いため、腹の種目およびふくらはぎの種目はそれぞれ❹⑱両方に入れても良い

❷ 上半身をプレス系とプル系に分割

上半身を「押す動きに働く筋群」と「引く動きに働く筋群」に分割。下半身と胸は別日にする。

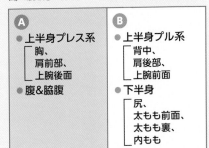

❹	⑱
● 上半身プレス系 ┌ 胸、 │ 肩前部、 └ 上腕後面 ● 腹＆脇腹	● 上半身プル系 ┌ 背中、 │ 肩後部、 └ 上腕前面 ● 下半身 ┌ 尻、 │ 太もも前面、 │ 太もも裏、 └ 内もも

※「下半身」にふくらはぎの種目を追加しても可。腹とふくらはぎの種目は❹⑱両方に入れても良い

---

❶ 上半身（プレス系・プル系）と下半身＆腹に3分割

上半身を「押す動きに働く筋群（プレス系）」と、「引く動きに働く筋群（プル系）」に分割。さらに下半身と腹の組み合わせを切り離して全身を3分割にする。標準的な3分割の例。

❹（上半身プレス系）	⑱（上半身プル系）	ⓒ（下半身＋腹）
● 胸 ● 肩（前部） ● 上腕（後面）	● 背中 ● 肩後部 ● 上腕前面	● 下半身 ┌ 尻、 │ 太もも前面、 │ 太もも裏、 └ 内もも ● 腹＆脇腹

※「下半身」にふくらはぎの種目を追加しても可。腹とふくらはぎの種目は❹⑱ⓒすべてに入れても良い

❷ 全身を部位ごとに3分割

肩や上腕を前後面に分割せず同じ日に行う。胸と肩、背中と上腕の組み合わせでも良い。大筋群種目で鍛える胸、背中、下半身は別日にして1回のトレーニング負荷を均等にする。

❹	⑱	ⓒ（下半身＋腹）
● 胸 ● 上腕（前面・後面）	● 背中 ● 肩（前部、後部）	● 下半身 ┌ 尻、 │ 太もも前面、 │ 太もも裏、 └ 内もも ● 腹＆脇腹

※「下半身」にふくらはぎの種目を追加しても可。腹とふくらはぎの種目は❹⑱ⓒすべてに入れても良い

オールアウト

筋肉の限界まで力を絞り出すことによって筋肥大効果を得ることができる。

筋肉を代謝的疲労に追い込む

筋力トレーニングによって肥大するのは主に速筋線維である。速筋線維はサイズの原理（→1章P.36～37）のもと、大きな負荷に対して大きな筋力を発揮する時に動員される。筋肥大効果を得るための基準となる80%1RM前後の負荷強度（→P.102～103）では、多くの速筋線維が動員されることになる。

一方、**速筋線維は疲労しやすい性質であるため、動作の反復とともに発揮できる筋力は低下していく。そして、筋肉全体として発揮できる筋力が80%**1RMを下回るとそれ以上反復動作ができなくなり、1セットが終了する。

しかし、この時点ではすべての筋線維が疲労困憊（オールアウト）まで追い込まれているわけではなく、ほとんどの筋線維はまだ力を発揮できる状態といえる（→下図）。**なるべく多くの筋線維をオールアウトの状態へともっていくために、3セット程度を繰り返す必要が生じるというわけである。**

また、1セットの中でもなるべく多くの筋線維をオールアウトに追い込むために、チーティング動作を利用する方法もある（→P.111上図）。

セットトレーニング（負荷強度：80%1RM）によるオールアウト

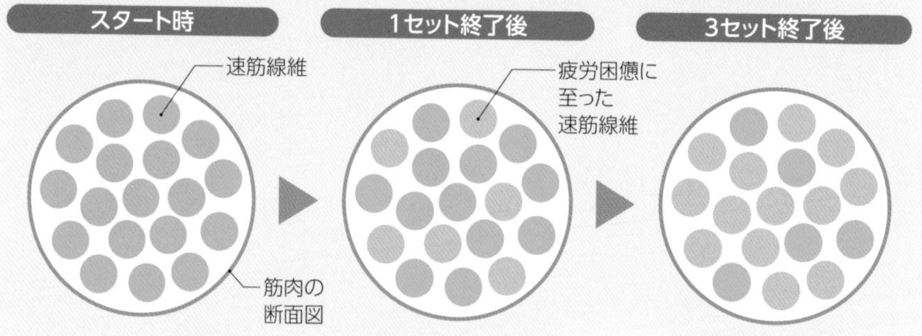

スタート時

速筋線維

筋肉の断面図

筋力>80%1RM

スタート時は最大筋力の80%の負荷（80%1RM）を8回挙上できる筋力がある。

1セット終了後

疲労困憊に至った速筋線維

筋力<80%1RM

一部の速筋線維が疲労困憊となり、筋肉全体で発揮できる筋力が80%1RMを下回る。

3セット終了後

筋力<80%1RM

大部分の速筋線維が疲労困憊となり、セットの途中で挙上することができなくなる。

チーティングを使ったオールアウト

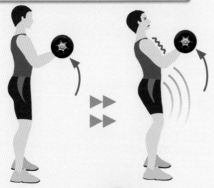

カール系種目やレイス系種目では上体を固定したフォームで行うが、疲労して持ち上がらなくなったら、上体を振る動きなど他部位の力や反動を使ったチーティングによりそこから1〜2回の反復を追加して力を限界まで出し切る。

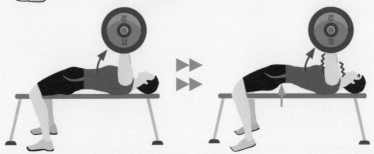

ベンチプレスでは、シートからお尻を浮かさず正しいフォームで挙上を繰り返すが、挙がらなくなったらブリッジをして下半身で強く踏ん張り、限界まで力を絞り出す。パートナーがいれば挙上をアシストしてもらってオールアウトする方法がベスト。

初心者向けのオールアウト

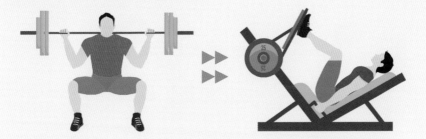

スクワットなどのフリーウエイト種目で限界まで追い込むのは危険をともなうため、最終セットのみ同じ部位が対象のマシン種目に切り替えて安全に追い込む方法も可。スクワットであれば動きが近いレッグプレスやハックスクワットと組み合わせる。大腿四頭筋のみを追い込む場合はレッグエクステンションと組み合わせても良い。

ストリクト

対象となる筋肉に負荷がかかる正しいフォームで反復することが基本となる。

フォームのしくみを理解する

「ストリクト」とは、「厳密な」という意味であり、筋力トレーニングでは**"トレーニング対象の筋肉のみに負荷をかける適切なフォーム"**を指す。

筋トレの種目はそれぞれ可動させる関節（複数の関節を動かす種目もある）と負荷をかける筋肉（トレーニング対象となる筋肉）が決まっている。しかし、本来動かす関節とは別の関節を動かすと、対象の筋肉にかかる負荷が低減したり、負荷がかかる筋肉が変わったりして、その種目を行う目的と得られる効果にズレが生じてしまう。

筋トレでは正しいフォームで反復することが最も重要であり、正しいフォームで動くためには、**実施する種目がどの関節を動かし、どの筋肉に負荷をかける目的で行う種目なのか、事前に理解したうえで行う必要がある。**

適切なフォームを理解しないまま行っても、標的となる筋肉に負荷を集中させることはできない。いくら重い負荷を持ち上げてもフォームが崩れていたら得られる効果は半減するため、**負荷の重さはあくまでも正しいフォームが維持できる範囲で設定する。**

ただし、力を出し切ってオールアウトする場合などは、ストリクトで反復不能になった後にチーティング動作の反復を追加することも有効である。

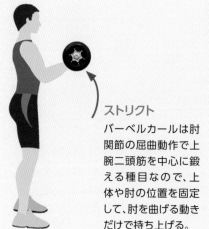

ストリクト

バーベルカールは肘関節の屈曲動作で上腕二頭筋を中心に鍛える種目なので、上体や肘の位置を固定して、肘を曲げる動きだけで持ち上げる。

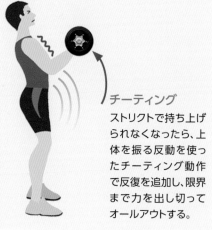

チーティング

ストリクトで持ち上げられなくなったら、上体を振る反動を使ったチーティング動作で反復を追加し、限界まで力を出し切ってオールアウトする。

フルレンジ

正しいフォームで反復しても、可動域が狭ければ得られる効果は半減する。

負荷が抜ける直前まで下ろす

　筋力トレーニングにおける「フルレンジ」とは、関節可動の全域を指す。正確にいうと、**可動域内で筋肉（主働筋）に負荷がかかる範囲**をフルレンジとよぶ。負荷設定の基本となるRM（最大反復回数）もフルレンジの反復回数を前提としている。

　十分な筋肥大効果を得るためには、一定以上の運動ボリューム（負荷×回数）が必要となるが、**狭い可動域では負荷の移動距離が短くなるため運動のボリュームが不十分**になる。また、同じ回数を反復しても可動域によって消費エネルギーの量にも差がつく。

　無理に負荷を重くすると、最大負荷がかかる局面を避けて反復するフォームに陥りやすくなるため可動域が狭まりやすい。さらに下ろす動きが小さくなって速筋線維が動員されるエキセントリック収縮（→1章P.38〜39）の局面も小さくなるため、**負荷の重さはフルレンジで反復できる範囲で設定する。**

　可動域が広いフォームで反復するほど運動ボリュームは高くなるが、フルレンジより可動域を広げるのは逆効果。例えば、カール系の種目で肘を深く曲げたり、肘を完全に伸ばしたりすると上腕二頭筋への負荷が抜けてしまう。**筋トレでは主働筋への負荷が抜けない範囲で反復することが基本**となる。

第3章 筋トレを極める

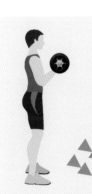

フルレンジ
負荷が抜ける直前まで持ち上げ、負荷が抜ける直前まで下ろす。深く下ろすとエキセントリック収縮局面の負荷も大きくなる。

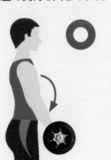

可動域が狭い
無理して重い負荷で反復すると下ろす動きが小さくなりやすい。狭い可動域では主働筋への負荷や運動ボリュームが小さくなる。

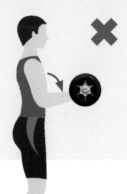

113

ディセンディング法

複数セットの筋トレでオールアウトする場合、より効率的なセットの組み方がある。

セット間インターバルを短縮

P.110〜111で解説した通り、筋肉中の速筋線維をできるだけ多くオールアウトまでもっていくことができれば高い筋肥大効果を得られる。

効率良く多くの速筋線維をオールアウトさせるためには、負荷強度やセット数よりも**セットの組み方（セット法）**がポイントとなる。

なかでも最も効果的なセット法が**「ディセンディング法」**である。この方法はウエイトリダクション法またはドロップセット法ともよばれる。

各セット法のトレーニング効果を比較した実験でも、ディセンディング法が最も高い効果を示した（→下図）。

ディセンディング法は、**セット間インターバルを短くしてオールアウトする方法**。インターバル時間を短くすると筋力の回復が間に合わないため、負荷（重量）を少しずつ軽くして次のセット移行する（→P.115図）。この方法を最初のセットから取り入れるとトレーニング全体としての力学的刺激が小さくなるため、**最終セットとして実施するのが基本的なやり方**となる。

追加セットのインターバル時間は30秒程度が基本となるが、バーベル種目でディセンディング法を実施する場合は、負荷を軽くするためにバーベルのプレートを着脱する時間が、実質的な

セットの組み方とトレーニング効果の関係

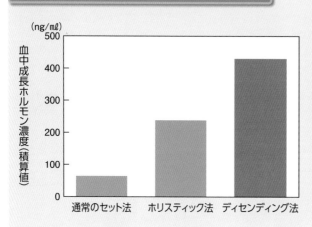

（ng/㎖）
血中成長ホルモン濃度（積算値）

500
400
300
200
100
0

通常のセット法　ホリスティック法　ディセンディング法

同じ重さの負荷で3セット以上のトレーニングを行う通常のセット法に比べ、ディセンディング法ではトレーニング後の成長ホルモン分泌が飛躍的に増加。成長ホルモンの増加は筋肥大を促す成長因子IGF-1の分泌量増化を示す目安となる。
ホリスティック法（→P.116）でも通常のセット法より高い効果が出た。

セット間インターバルとなる。

　この方法によって筋肉中の速筋線維をほぼすべてオールアウトまで至らせることができると考えられる。

マシン種目は実施しやすい

　ディセンディング法には、向いている種目と向いていない種目がある。

　ダンベル種目は重さの異なるダンベルがひと通り揃っているジムであれば、軽いダンベルに持ち替えるだけで手軽に実施できる。マシン種目もピンを抜き差しするだけで簡単に重量を変更できるため、ディセンディング法を行うには最適といえる。

　一方、高重量を扱うスクワットやデッドリフトはバーベルの着脱にやや時間がかかるため、ショートインターバルで行うには難度が高い種目となる。

最終セットを3段階にするディセンディング法（例）

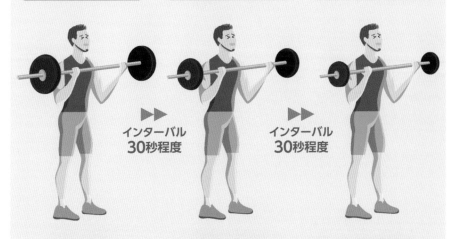

最終セット	追加セット	オールアウト
インターバル 30秒程度	**インターバル 30秒程度**	

負荷強度
80% 1RM

通常のセットトレーニングの最終セットで8回程度反復（負荷が8RMのため）。終了したらすぐにプレートの重さを80％まで減らす。プレートを着脱する時間はできるだけ短くする。

負荷強度
前のセットの80%

プレート重量を軽くしたらすぐに追加セットを行い、限界の回数まで反復する（80％の重量に下げた場合、通常5〜6回で限界がくる）。終了したらプレートの重さをさらに80％に減らす。

負荷強度
前のセットの80%

プレート重量を軽くしたらさらに追加セットを行い、限界の回数まで反復する。このセットで力を出し切りオールアウト。最終セットを3段階にしてオールアウトする形となる。

ホリスティック法

最終セットで一気に負荷強度を軽くする方法もオールアウトするうえで有効となる。

高負荷から低負荷に落とす

セット法で効率良くオールアウトするには、もうひとつ「ホリスティック法」という方法もある。この方法でもディセンディング法に次ぐ高いレベルの筋肥大効果を得られることがこれまでの研究によってわかっている（→P.114下図参照）。

ホリスティック法はディセンディング法のやり方と似ているが、ディセンディング法が段階的に負荷を落とすのに対し、ホリスティック法では**一気に負荷を落としてオールアウトする**。

通常はまず85～90％1RMの高負荷で3～5セット実施する。最終セットを終えたら負荷を40～50％1RMまで落として追加セットを行い、オールアウトするという流れになる。**最後に低負荷高回数のセットを追加することで力を出し切りオールアウトできる**。体力的に一番苦しい最後のセットを低負荷に設定することで精神的なストレスを軽減する効果もある。最終セットと追加セットのインターバルは30秒程度が基本となるが、通常（1～2分）のインターバルを取っても良い。その分、追加セットの反復回数が増える。

高負荷低回数のセットに低負荷高回数のセットを組み合わせることで時間をかけずにオールアウトできるのが、ホリスティック法の利点となる。

最終セットで一気に負荷を落とすホリスティック法（例）

1～3セット 85％1RM（6RM）で限界まで反復
（通常のセット法）

 インターバル30秒程度

追加セット 50％1RMで限界まで反復
（オールアウトまで）

まずは85％1RMの高負荷でセットトレーニングを3～5セット行って強い力学的刺激を得る。最終セットを終えたら負荷を一気に50％1RMまで落として追加セットを行いオールアウト。

ワン&ハーフ・メソッド

プレートやダンベルの重さではなく、可動域で負荷強度を軽減する方法もある。

可動域を狭めて負荷を低減

　負荷重量を変えるのに手間がかかる種目や、負荷の変更ができない種目でも効率良くオールアウトしたいという場合は、「ワン&ハーフ・メソッド」という方法がある。この方法では、ディセンディング法またはホリスティック法のようにバーベルのプレートやダンベルの重さで負荷を軽くするのではなく、**反復する動作の可動域を1/4～半分程度に狭めて負荷を低減する。**

　可動域で負荷を調節するため、プレートを着脱するような手間がなくなり、セットの途中でも負荷を下げられる。

　さらに、余力に合わせて可動域を狭められるので無理なくオールアウトできる。トレーニング初心者や女性などにも取り入れやすい方法といえる。

　やり方としては、まず通常のセットトレーニングを行い、最終セットでワン&ハーフ・メソッドを導入。限界まで反復し、**フルレンジで反復する力がなくなったら、フォームを浅くして続行し、残りの力をすべて出し切る。**

　ただし、限界が来る前にフォームを浅くすると非効率なトレーニングになってしまうので注意が必要となる。

　プッシュアップ（腕立て伏せ）などの自重種目で実施できるのも利点である。

ワン&ハーフ・メソッドのセットの組み方（例）

スクワットなどは負荷の変更に手間がかかり、チーティングもやや使いにくいため、一人で実施する場合は、ワン&ハーフ・メソッドでオールアウトする選択も有効。

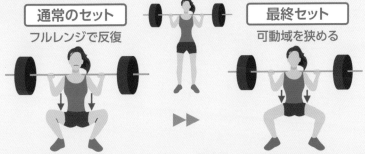

通常のセット	最終セット
フルレンジで反復	可動域を狭める

80％1RM程度の負荷で限界まで反復。フルレンジの広い可動域で反復。スクワットの場合は膝より低い位置までお尻を沈めて深くしゃがむ。

最終セットも負荷は変えずフルレンジで反復。限界が来たら、そこから下ろす動きを浅くして可動域を1/4程度に狭め、数回プラスする。

複合ピラミッド法

高重量を扱う中・上級者は負荷のピークを中盤のセットにもってくる人も多い。

低回数のセットを重ねる

「複合ピラミッド法」は、負荷（重量）を徐々に上げ、ピーク重量に達したら今度は重量を下げてオールアウトするというセット法。高重量を扱う中・上級者が好む方法で、山型に重量を増減するのが名称の由来。ピーク重量で終了する場合は、アセンディング・ピラミッド法とよばれる。

トレーニング全体として高負荷低回数のセットと、中負荷高回数のセットの両方をこなすことができる。

通常、複合ピラミッド法では6～8セットでピラミッドを構成（→下図）。最初のセットは50～60%1RMの負荷

で余力を残したまま15回程度反復。そこから徐々に負荷を上げていき、4・5セット目でピーク重量(95% 1RM)を2～4回反復。その後は負荷を下げていって6セット目でオールアウト。

可能ならさらに負荷を少し下げて1セット追加し（7セット目）、もう一度オールアウトする。オールアウトするセットの負荷は80～85%1RM程度が目安（※最初のうちはもう少し軽い負荷でオールアウトしても良い）。

セット間のインターバルを1分程度で実施できればかなり質の高いトレーニングとなるが、90%1RM前後の負荷を扱うセットの前は、もう少し長めに休んで筋力を回復させても良い。

複合ピラミッド法のセットの組み方（例）

ベンチプレスの1RMが100kg（＝100%1RM）の人が行う場合
（セット間のインターバルは1～2分程度を目安とする。）

1セット目	50～60kgで15回程度反復
2セット目	80kgで5～6回程度反復
3セット目	90kgで3～4回程度反復
4セット目	95kgで2～4回程度反復 ⎤ 負荷のピーク
5セット目	95kgで2～4回程度反復 ⎦
6セット目	85kgで限界まで反復（オールアウト）
7セット目	80kgで限界まで反復（オールアウト）

フラッシングセット法

インターバルなしで複数セットを実施する場合、異なる2種目を交互に行う方法もある。

同系統の種目と組み合わせる

「フラッシングセット法」とは、同じ系統の種目（主働筋が同じ種目および同じ関節動作を行う種目）をペアで組み合わせるセット法。

基本的には、バーベル種目に同系統の別の種目を組み合わせ、1セットずつ交互に行っていく。組み合わせた種目はバーベル種目より少し軽めの負荷（重量）に設定し、セット間インターバルを極力短くして行う。ショートインターバルで同じ筋肉を追い込んでいくため、確実にオールアウトできる。

バーベル種目とダンベル種目の組み合わせをよく目にするが、バーベル種目とマシン種目を組み合わせたほうがフラッシングセット法の幅が広がる。

ベンチプレスであれば同じ動きの多関節種目で主働筋も同じチェストプレス（→下図）との組み合わせ。または単関節種目のチェストフライと組み合わせても良い（→P.125）。同様にスクワットも同じ動きの多関節種目で主働筋も同じレッグプレス、または単関節種目のレッグエクステンションと組み合わせられる（→P.125）。ほかにもバーベル種目はスミスマシンで行う同じ種目と組み合わせる方法もある。

軌道が安定するマシン種目は、安全に力を出し切れるため、最後にオールアウトする種目としても最適である。

フラッシングセット法の例（バーベル種目＋マシン種目）

バーベル種目よりマシン種目の負荷（重量）を少し軽く設定する。

ベンチプレス　　チェストプレス

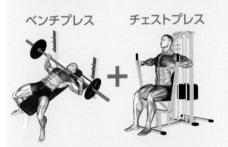

ベントオーバー
ローイング　　　　マシン
ローイング

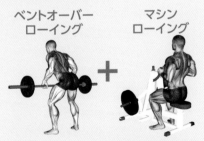

肩関節水平内転の動きに肘関節伸展の動きを連動させて大胸筋を鍛える2種目のペア。チェストフライと組み合わせても良い。

肩関節を伸展する動きに肩甲骨内転の動きを連動させて広背筋と僧帽筋を鍛える2種目のペア。マシン種目はフォームが安定する。

低負荷高回数トレーニング

低負荷でも高回数でオールアウトすれば筋肥大効果を得られることが立証されている。

低負荷でも筋肥大できる

　筋肥大を促進するためには、65％１RM以上の負荷強度でトレーニングすることが条件とされている（→P.102～103）。しかし、近年の研究ではそれより低い負荷強度でも筋肉を真に疲労困憊（こんぱい）まで追い込んでオールアウトすれば、筋肥大が起きるということがわかってきた（→P.110～111）。

　同じ被験者グループが期間を空けて高負荷のトレーニングと低負荷のトレーニングをそれぞれ６週間ずつ行った実験では、低負荷トレーニングに高負荷と同じレベルの筋肥大効果が現れた（小笠原ら,2011 ※→P.121上図）。

　回数重視型の低負荷トレーニングは、主に30～65％１RMの負荷強度で行われる。毎セット必ずオールアウトするまで反復し、４セット行えば確実に筋肥大効果を得られる。 ４セット消化すれば運動ボリューム（負荷×回数）は高負荷のトレーニングよりはるかに大きくなる。さらに、負荷が軽くても反復の終盤では速筋線維を動員せざるを得ない状態となる。負荷を50％１RM以下にするとより高回数を行うことになるため、筋持久力（→４章P.146～147）の向上にもつながる。

　しかし、低負荷のトレーニングは一見すると楽に思えるが、**疲労し始めてから完全にオールアウトするまでの時間が長いので精神的ストレスは逆に大きくなる。** やはり80％１RM前後の負荷でオールアウトするほうが負荷は高くても効率が良い。低負荷で効率性も求めるなら、スロートレーニング（→P.129）や加圧トレーニング（→P.130）などの方法もある。

低負荷高回数で行うメリット

　低負荷高回数トレーニングはやや時間がかかるものの、自宅でも実施できるという大きなメリットがある。

　プッシュアップ（腕立て伏せ）やシットアップ（腹筋）、スクワットなどの自重種目でオールアウトすれば自宅にいながら筋肥大効果を得られる（※人によってプッシュアップは高負荷になる。スクワットは逆に30％１RM以下の負荷になる場合もあるので注意）。また、５～10kg程度のダンベルがあれば、ダンベル種目でもオールアウトできる。

　もうひとつ、低負荷のトレーニングには関節や骨にかかる負担が小さくなるというメリットもある。特に10～15歳ぐらいの成長期の段階では、自重種目を中心とした低負荷のトレーニングで鍛える方法が適している。

低負荷高回数トレーニングによる筋肥大効果

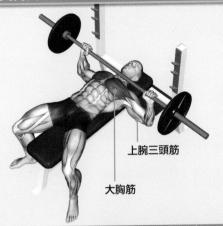

（出典:「小笠原ら,2011」より引用改変）

上腕三頭筋

大胸筋

男子9名の被験者が75％1RMの負荷でベンチプレスを週3回×6週間実施。そこから9カ月の休養期間を挟んだ後、今度は30％1RMの負荷で実施した。

負荷強度 (％1RM) \ トレーニング成果	大胸筋の 筋横断面積	上腕三頭筋の 筋横断面積	筋力 (1RM筋力)
75％1RM	増	増	増
30％1RM	増	増	微増

30％1RMの低負荷でもオールアウトまで（※この実験では4セット実施）筋肉を追い込めば、高負荷のトレーニングと同レベルの筋肥大効果を得られることがこの実験で認められた。

低負荷高回数トレーニングのメリットとデメリット

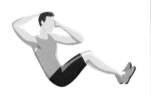

メリット

● 関節や骨にかかる負担を軽減できる
● 高負荷で行うより安全に追い込める
● 筋持久力を向上させることができる
● 疲労への精神的なスタミナを養える
● 自宅でも実施することができる

デメリット

● 実施する反復回数が多くなって時間がかかる
● 高負荷トレーニングより疲労感がキツくなる
● 高負荷トレーニングより筋力アップ効果が低い

筋力トレーニングの種類

筋トレは使用する器具や負荷のかけ方によって種類が分類される。

種別が変われば刺激も変わる

　筋トレは、バーベル、ダンベルからマシン、チューブ（バンド）までさまざまな器具、機器を使用して行われる。自分の体重を負荷にする方法もあり、最近では、動作速度を遅くしたり、血流を制限したりすることで効果を高めるトレーニングも登場している。

　それぞれのトレーニングに異なる長所・短所があり、違った形で筋肥大につながるが刺激を得られる。どのトレーニングを取り入れるかは、自分の体力や鍛える目的、トレーニングを行う環境などを考慮して決めれば良い。

　順化（→２章P.84〜85）を防ぐために、定期的にトレーニングの種別および種目を入れ替えるのも有効である。

多種多用な筋トレ

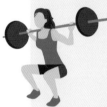

フリーウエイトトレーニング
バーベルやダンベルを使って鍛える。ダンベルがあれば自宅でも実施可能。バーベル種目はやや難易度が高い。(→P.123)

マシントレーニング
トレーニング専用マシンで鍛える。ジムや施設で行うのが基本。フォームが簡単なので初心者でも安心。(→P.124〜125)

自重トレーニング
自分の体重を負荷にして鍛える。引く筋肉は鍛えにくいが器具を使わないためどこでも実施できる。(→P.127)

ケーブルトレーニング
ケーブルを引いて鍛えるタイプのマシンで行う。体の向きを変えれば押す動きのトレーニングも実施できる。(→P.126)

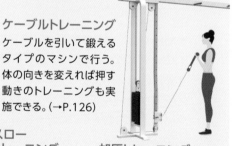

チューブトレーニング
トレーニング用チューブ（バンド）を引いて鍛える。自宅でも安全に鍛えられるので初心者向き。(→P.128)

スロートレーニング
対象の筋肉に力を入れたままゆっくりした動作で反復し、代謝的疲労に追い込むトレーニング。(→P.129)

加圧トレーニング
専用のベルトを巻くことで血流を制限し、筋肉を低酸素状態に追い込む。指導者のもとで実施する。(→P.130)

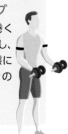

フリーウエイトトレーニング

筋トレの王道であり、注意して行えば初心者でも効果的なトレーニングができる方法。

筋肥大・筋力アップに最適

バーベルやダンベルを使用する「フリーウエイトトレーニング」は、**動作の軌道を自分でコントロールする必要があるため、フォームの習得がやや難しく、高重量を扱う場合はケガにつながる危険もある。しかし、その分だけ実動作に近い形で筋力を発揮するため、**筋肥大および筋力アップを目指すには最も効果的なトレーニングとなる。

高重量で大筋群を鍛えることができるのはもちろん、フリーウエイトでは小筋群も一緒に鍛えられるのが特長。小筋群とはインナーマッスル（深層筋）のこと。関節のポジションをコントロールしながら重いバーベルやダンベルを持ち上げることで、関節の安定に働くインナーマッスルが動員される。

インナーマッスルの強化に特化したトレーニングを行っている例もあるが、基本的にインナーマッスルは大筋群と連動して働く筋肉であるため、大筋群と一緒に強化することが重要となる。

バーベルとダンベルの選択に関しては、より高重量を扱えるバーベル種目をメインにする。ダンベル種目は軌道がより自由になり、可動域も広くなる利点はあるが、自由すぎてフォームがばらつきやすく挙上重量も低くなる。

ダンベル種目はバーベル種目と組み合わせてセットトレーニングを行ったり、バーベル種目から刺激を変えたりする目的で取り入れれば良い。

フリーウエイトトレーニングの 長所

- 運動ボリュームが大きい
- 負荷強度が世界共通
- 大筋群と一緒に小筋群も鍛えられる
- エキセントリック収縮局面も負荷が低減しない

フリーウエイトトレーニングの 短所

- 軌道が不安定でフォームの習得が難しい
- 高重量で追い込むとやや危険がともなう
- バーベルは負荷の増減に手間がかかる

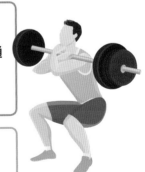

バーベル、ダンベルだけで多種目を実施できるのもフリーウエイトトレーニングの長所。

123

マシントレーニング

初心者でも安心して鍛えられるトレーニング。部位ごとに多種多様なマシンがある。

マシンで鍛えるデメリット

　各部位のトレーニングに特化した専用マシンで行う「マシントレーニング」は、押したり引いたりする**バーの軌道がマシンの構造で決まっているため、フォームの習得が容易でケガをするリスクも低い。高重量の負荷でも安全に追い込んでオールアウトできるの**が最大の利点となる。その反面、バーベル種目やダンベル種目と違って関節のポジションをコントロールする必要がないため、**インナーマッスルの関与は少なくなる。**マシンの動きに慣れるとインナーマッスルがうまく働かず、ケガをしやすくなるので注意が必要。また、マシンの種目で挙上重量がアッ

プしたとしても、実動作での筋力アップにはつながりにくい部分もある。

　さらに、マシンではプレート（重量）をケーブルやレールを介して持ち上げるしくみとなっているため、プレートを下ろす際に必ず摩擦抵抗が働く。つまり**エキセントリック収縮（→1章 P.38〜39）局面の負荷がコンセントリック収縮の負荷に比べ低減する**というデメリットもある。下ろす動きの負荷は15〜20％前後軽くなってしまうため、トレーニングの効果も低くなる。

マシンはオールアウトに最適

　ほとんどのトレーニングマシンは、ピンを抜き差しするだけで重量を変更

マシントレーニングの 長所

- ●軌道が決まっていてフォームが簡単
- ●高重量でも安全にオールアウトできる
- ●負荷の増減が手軽に短時間でできる

マシントレーニングの 短所

- ●実動作での筋力アップにつながりにくい
- ●関節を安定させる小筋群が鍛えられない
- ●エキセントリック局面の負荷が低減する

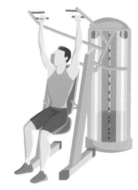

マシン種目はフリーウエイト種目の後に実施して安全にオールアウトするなど、長所をより活かす形で取り入れると良い。

できるウエイトスタック式となっているため、ショートインターバルで追い込むようなトレーニングに最適。安全にオールアウトできるマシン種目の利点を活かして、バーベル種目と組み合わせるのも有効な活用法となる。

ディセンディング法（→P.114～115）などは高い筋肥大効果を得られるものの、ショートインターバルで高重量のバーベルを扱うのは難度が高いため、慣れるまではバーベル種目（3セット程度）で追い込んでから同系統のマシン種目に差し替え、3セット程度追加してオールアウトする方法が有効。最終セットだけマシン種目に差し替えてオールアウトしても良い。

対象部位別フリーウエイト種目とマシン種目の組み合わせ（例）

対象 大胸筋

ベンチプレス（3セット程度）で追い込み、次にチェストフライを3セット程度追加してオールアウト。ベンチプレスと同じ多関節種目のチェストプレスと組み合わせても良い。

ベンチプレス　　チェストフライ

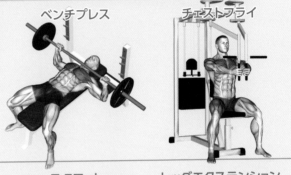

対象 大腿四頭筋

スクワット（3セット程度）で追い込み、次にレッグエクステンションを3セット程度追加してオールアウト。大殿筋も対象に含める場合はレッグプレスと組み合わせる。

スクワット　　レッグエクステンション

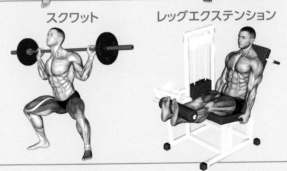

対象 ハムストリング

ルーマニアンデッドリフト（3セット程度）で追い込み、次にレッグカールを3セットほど追加してオールアウト。レッグカールのマシンは座って行うタイプもある。

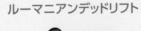
ルーマニアンデッドリフト　　レッグカール

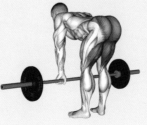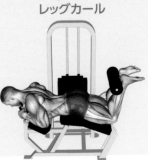

ケーブルトレーニング

ケーブルマシンで行うトレーニングには、他のトレーニングにはない長所がある。

負荷が抜けずに追い込める

ケーブルを引くマシンで行う「ケーブルトレーニング」は、マシン種目の中でも少し異なる特徴をもつ。

通常のケーブルマシンは、ケーブルの起点の位置を上下左右に変えることで重力の作用にとらわれず、全方向の動きに等しい負荷をかけて鍛えられる。マシンに背中を向けてケーブルを引けばプレス系の種目も可能であり、ケーブルマシンでしか実施できない動きをする種目も多い。さらに、ケーブルマシンでは他のマシンより実動作に近い形で筋力を発揮できる利点もある。

重力にとらわれないため、広い可動域で負荷が抜けずに鍛えられるのもケーブルマシンの特長。負荷をかけ続けて筋肉を追い込むことで筋内環境の刺激（2章P.78〜81）を得られる。エキセントリック収縮（→1章P.38〜39）局面でも最後まで負荷は抜けないが、他のマシン種目と同様にケーブルやプーリー(滑車)に摩擦抵抗が働くため、エキセントリック局面の負荷はやや低減する。

ピンを抜き差しするだけで重量を変更できる、安全にオールアウトできるといった利点も他のマシン種目と同様。ただし、ケーブルを引く軌道は決まっていないため、フォームの習得がやや難しく、高重量も扱いにくい。

ケーブル種目は他のトレーニングと可動域や刺激が異なるため、バーベル種目と組み合わせるのも有効である。

ケーブルトレーニングの 長所

- 負荷が抜けずに筋肉を追い込める
- あらゆる方向の動きに負荷をかけられる
- 負荷の増減が手軽に短時間でできる

ケーブルトレーニングの 短所

- 高重量を扱うトレーニングには不向き
- 軌道が不安定でフォームがやや難しい
- エキセントリック局面の負荷が低減する

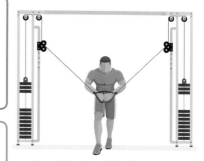

ケーブルマシンなら上から下に引く動きにも負荷がかかる。他のトレーニングより可動域が広くなり、可動域全域を通して等しい負荷をかけられるのも利点。

自重トレーニング

器具やマシンを使わず、自分の体重を負荷にして鍛える方法もある。

最も手軽なトレーニング

「自重トレーニング」の最大の利点は、自分の体重が負荷となるため、器具を必要とせず手軽にできること。ジムに行かなくても自宅で実施できる。

体重以上の負荷をかけられない分、安全に筋肉を追い込める。限界まで反復してオールアウトすれば自重種目でも筋肥大を起こす刺激が得られる。

フォームを浅くして可動域を狭めれば、負荷を低減することも可能。また、自重種目での筋力アップは、そのまま実動作での筋力アップにつながりやすいという利点もある。

チンニング（懸垂）スタンドのように両手でぶら下がれる器具がなければプル系の種目を行うことは難しく、広背筋や僧帽筋を鍛えにくいのが難点。男性の場合はスクワットをはじめとする下半身の種目で自重の負荷に物足りなさを感じる場合も少なくない。

筋肥大および筋力アップを目指すのであれば、正しいフォームで30回以上反復できるようになったらフリーウエイトトレーニングに切り替え、より高負荷をかけて鍛えたほうが良い。

シットアップ（腹筋）、バックエクステンション（上体反らし）、ディップスなどの種目は、専用器具を使用することで可動域を広げ、負荷も高められる。

自分の体重で鍛える無理のないトレーニングであるため、10代前半の成長期の段階では自重種目で鍛える方法が最適。女性や高齢者が行うトレーニングとしても有効である。

自重トレーニングの 長所

- 器具を使わず自宅で手軽にできる
- 安全にオールアウトできる
- 関節や骨にかかる負担が小さい

自重トレーニングの 短所

- 負荷の増減が難しい
- 鍛えにくい部位がある

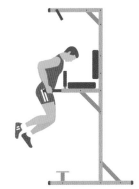

ディップス（上図）やシットアップなど器具を使用することでより高い負荷で追い込める自重種目もある。

チューブトレーニング

チューブがあれば自重トレーニングで強化しにくい部位も自宅で鍛えられる。

初心者向けのトレーニング

「チューブトレーニング」は、ケーブルマシンと同じようにゴム製のチューブ（バンド）を引っぱって鍛えるトレーニング。**チューブ1本で、自宅にいながら全身の筋肉を鍛えることが可能。**自重種目では鍛えにくいプル系の広背筋（こうはいきん）や僧帽筋（そうぼうきん）もしっかり鍛えられる。

トレーニング用のチューブは安価で購入できるほか、小さく折りたためて持ち運びにも便利。商品によってはゴムの硬さで負荷の強度も選択できる。また、同じチューブでも持つ長さを調節したり、二重に重ねて持ったりすることで負荷を増減する方法もある。

チューブトレーニングの欠点は、スポーツにおける筋力発揮と真逆になる

こと。ほとんどのスポーツ動作では、動作の最初の段階または前半の段階で最大筋力を発揮するが、チューブは引っぱって伸ばすほど負荷が高くなるので、**動作の最後に最大筋力を発揮する。**これは筋肉を強く収縮させた状態で最大筋力を発揮することになるため、副次的に血圧が上昇するリスクもある。

下ろす（戻す）動きでチューブが短く緩み、負荷が弱くなってしまうのもこのトレーニングならではの欠点。**エキセントリック収縮（→1章P.38〜39）局面でしっかり負荷をかけられないため、トレーニング効果は低くなる。**

しかし、その分だけ筋肉や関節に過度な負担をかけず、安全に鍛えられるトレーニングとなるため、リハビリの現場などでも取り入れられている。

チューブトレーニングの 長所

- チューブ1本で全身を鍛えられる
- 自宅で手軽にできる
- 筋肉痛になりにくい

チューブトレーニングの 短所

- エキセントリック局面の負荷が弱い
- スポーツでの筋力発揮と異なる

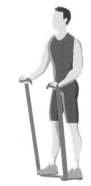

チューブは下ろす動きでゴムが短く緩むため、エキセントリック収縮局面の負荷が弱くなってしまうのが短所。

スロートレーニング

自重トレーニングは動作をスローにすることによって効果を高めることができる。

筋肉に負荷をかけ続ける

「スロートレーニング」は正式名称を「筋発揮張力維持スロー法」という。その名の通り**スローな動きで、3〜5秒かけて持ち上げ、3〜5秒かけて下げる。**

自重種目で行うのが基本となるが、ダンベル種目などでも応用できる。

最も重要となるのは、**可動域全域で筋肉に負荷をかけ続ける**こと。発揮した筋力が最大筋力の約30％（30％1RM）を超えるレベルになると、筋収縮によって筋肉内部の圧力（筋内圧）が上昇し、血管が圧迫される。その結果、血流量が減少し、血流を通して筋肉へと供給される酸素の量も少なくなる。

筋肉への負荷を抜かずに反復を続けることで**筋肉はどんどん低酸素状態**（酸欠）に陥り、酸素がなくてもエネルギーを代謝できる速筋線維が動員される。筋肥大しやすい性質の速筋線維を動員するには、本来なら高負荷をかける必要があるものの、低負荷でも筋肉を低酸素状態にすることで速筋線維は動員できる。さらに速筋線維が働いてエネルギーを代謝することで、無酸素性エネルギー代謝物である乳酸や水素イオンが筋肉内に蓄積する。

こうして筋肥大を促進する「酸素環境（筋肉の低酸素状態）」と「代謝環境（無酸素性代謝物の蓄積）」の刺激を得られる（→ 2 章P.78〜81）。さらに、スロートレーニングでのエキセントリック収縮の刺激は、mTORのリン酸化を活性化し、筋タンパク質合成の反応を高める効果もある（→ 2 章P.64〜65）。

スロートレーニングの 長所
- 低負荷で筋肥大を起こせる
- 低負荷で効率良く追い込める
- 自重種目の効果を高められる

スロートレーニングの 短所
- テンポ良く反復できない

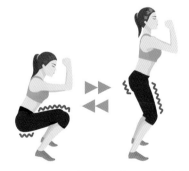

スクワットの場合、直立になって太ももやお尻の筋肉に対する負荷が抜けてしまわないように、立ち上がる動きは直立になる直前までにして反復するのがポイント。

加圧トレーニング

近年注目されている加圧トレーニングは正しく行えば低負荷で高い効果を得られる。

血流を制限した状態で鍛える

「加圧トレーニング」は、腕や脚の付け根に圧力センサーを内蔵したベルトを巻き、**血流を人為的に抑制した状態で行うトレーニング**。スロートレーニングもこの方法をもとに生まれた。

ベルトを巻いたら、圧力をかけて静脈を圧迫し、血流を制限する。血流量が減少してから筋肥大が起こる刺激を得るまでの流れはスロートレーニング（→P.129）とほとんど同じ。**効率良く短時間で「酸素環境」と「代謝環境」の刺激（→2章P.78〜81）を得られる。**

血液が心臓に戻る出口となる静脈を押さえることで、血流を抑制するだけでなく、筋肉内の循環を阻害して乳酸や水素イオンなどの無酸素性代謝物がより蓄積しやすくなる効果もある。

スロートレーニングで筋内圧を高めるためには、30％ 1RM以上の負荷が必要とされるが、加圧トレーニングでは20％ 1RMでも筋肥大を起こせることがこれまでの研究でわかっている。

ただし、低負荷（低重量）で行うトレーニングであるため、筋肥大を起こす刺激は得られるもの、筋力アップの効果は通常の筋トレよりやや低くなる。

このトレーニングの難点は一人でできないところ。ベルトの締め付けが強すぎると血栓ができるなど危険をともなうため、設備を揃えた専門のスタジオに通い、トレーナーや指導者のもとで行う必要がある。その点を除けば、低負荷で最も効率良く筋肥大効果を得られるトレーニングである。

加圧トレーニングの 長所
- ●低負荷＆短時間で筋肥大できる
- ●関節や骨にかかる負担が小さい

加圧トレーニングの 短所
- ●筋力アップの効果がやや低い
- ●運動中に痛みや不快感をともなう

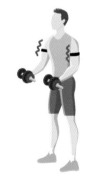

適切な圧力で静脈を締め付けるためには適正圧を計測するなど専門的なスキルが必要となるため、必ず加圧トレーニングのトレーナーや指導者のもとで行う。

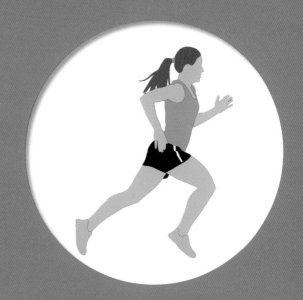

筋力と
スポーツ競技

筋力が強くなればスピードやパワーを高めることにつながるが、
それがスポーツ競技のパフォーマンス向上に直結するわけではない。
競技動作には筋活動をコントロールする神経機能が必要となる。

筋力とスポーツ競技の関係

スポーツ競技のパフォーマンスの高めるためには、筋力を活かす技術が必要となる。

筋肉が生み出す力を操る

　筋肉が大きくなるほど筋力は強くなり、筋力が強くなるほどスピードも速くなる（→3章P.92～93）。しかし、**筋肉によって生み出される力やスピードが、スポーツ競技でそのまま発揮されるわけではない。**

　車に例えるなら、筋肉は身体を動かす"エンジン"であり、エンジンの動力を車の走行に変換するには、クランクシャフトやギア、タイヤといった駆動力伝達系の装置が必要となる。これは人体でいうと骨や関節、腱にあたる。

　さらに、動力が走行に変換されたら、今度はドライバーである人間が適切なギアチェンジやハンドル操作を行う。車のスピードをコントロールしなければ、いくらエンジンが高性能でも車を思うように走らせることはできない。

　車と同じように、人体もエンジンの性能を活かすためには、**筋肉から生み出される力やスピードをしっかりコントロールする必要がある。**

筋トレと競技練習の関係

　3章のP.98～99でも解説した通り、筋力トレーニングで挙上重量が伸びる要因のひとつに「挙上技術の向上（学習効果）」がある。ただし、筋トレの動きはスポーツ動作ほど複雑ではないので比較的短期間で技術は向上する。

　同じようにバーベルを挙上する運動でも、重量挙げ（ウエイトリフティング）はさらに全身を連動させてバーベルを挙げる競技であるため、筋トレよりも技術的要素が大きくなる。

　日常的に筋トレを行っているボディビルダーは、各筋トレ種目において局所的な筋力を発揮することに長けているが、重量挙げになると全身の筋肉を連動させるスキルを身に付けていないため、重量挙げの選手より挙上できる重量は低くなる（→P.133下図）。

　しかし、強い筋力をもつボディビルダーが重量挙げのスキルを身に付けることができれば、より高重量を挙上できる。このように**筋力を競技動作に変換することで競技パフォーマンスは向上する。**重量挙げに限らず、アスリートが競技パフォーマンスを高めるためには、筋トレによるフィジカル強化と、競技練習によるスキルアップを並行して行うことが基本となる。

　フィジカル強化を兼ねて競技動作に負荷をかけるトレーニングもあるが、負荷がかかることで異なる動作になり、フォームを崩すことにもなるため、効果よりもリスクが高い方法といえる。

筋トレと競技パフォーマンスの関係

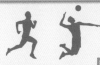

競技パフォーマンス

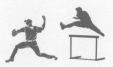

フィジカル （スピード、パワー）	競技スキル （専門動作、専門技術）

※スタミナ（心肺持久力）もフィジカルの重要な要素であるがこの項では割愛

筋力トレーニング

- ●筋肥大・筋力アップ
- ●ケガの予防・耐性強化

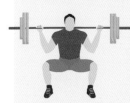

筋トレで筋力が向上すればパワーだけでなくスピードを高めることにもつながる。

競技練習

- ●技術力の向上（最適な動作の習得）
- ●反応速度の向上（神経系の適応）

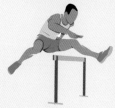

各競技の複合的な多関節動作でも反復練習によって技術力が高まり、最適な動作を身に付けられる。

重量挙げ選手とボディビルダーの特性比較

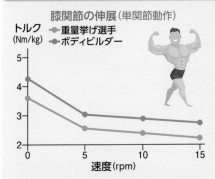

膝関節の伸展（単関節動作）

トルク（Nm/kg）
- ●重量挙げ選手
- ●ボディビルダー

縦軸: 2, 3, 4, 5
横軸 速度(rpm): 0, 5, 10, 15

ボディビルダーは対象の筋肉のみを鍛えるストリクトな動きで筋トレをしているため、膝関節伸展の動きなど単純な単関節動作では強い筋力を発揮することができる。

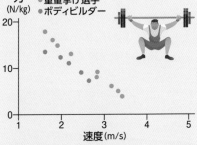

スクワット（複合的多関節動作）

力（N/kg）
- ●重量挙げ選手
- ●ボディビルダー

縦軸: 0, 10, 20
横軸 速度(m/s): 1, 2, 3, 4, 5

重量挙げの選手は専門的な挙上スキルを高める競技練習を積んでいるため、膝関節と股関節を中心に全身を連動し、より大きな力を生み出して挙上することができる。

パワーとスピードの関係

「筋力」と力学的な「パワー」は別のものであり、パワーは仕事率を指す。

「力」と「パワー」の違い

物体に与える運動エネルギーを「仕事（力×距離）」という。時間あたりの仕事が「仕事率（仕事÷時間）」であり、仕事率を「力学的パワー（パワー）」とよぶ。力学的に"強いパワー"とは、強い筋力という意味ではなく、瞬間的に大きな運動エネルギーを物体に与えることを指す。「距離÷時間＝速度」であるため、パワーの計算式は「力×速度」でも表せる。つまりパワーには力だけでなく速度（スピード）も関わっているということになる。

筋トレと競技練習の関係

回転している直流モーターの回転軸に抵抗を加えていくと、抵抗が大きくなるにつれて回転が遅くなり、最後は停止する（→7章P.199上左図参照）。

これを筋肉に置き換え、筋肉（上腕二頭筋）の「力－速度」関係を調べてみると、モーターと同じように負荷が重くなるにつれて回転（肘関節屈曲）が減速するものの、モーターのような直線状の減速ではなく双曲線状の関係になる（→P.135上図）。

これはすべての筋肉に共通する。軽い物は速く動かせるが、"重い物は速く動かせない"という現象は、この「力－速度」関係に起因する。

力学的パワー（仕事率）の計算式は「力×速度（距離÷時間）」なので、上腕二頭筋の「力－速度」関係のグラフ（→P.135上図）から、力（横軸）と速度（縦軸）を掛ければ、「力－パワー」関係もグラフ化できる。筋肉が等尺性最大筋力（→1章P.38〜39参照）を発揮している時は「速度」がゼロなのでパワーもゼロ。無負荷最大速度の時も「力」がゼロなのでパワーはゼロになる（→P.135下図）。

肘関節の屈曲・伸展のような単関節動作の場合、「力－速度」関係は双曲線のグラフになり、そこから「力－パワー」関係を導き出すと、最大筋力の30〜35％の力を発揮している時に、パワーがピークとなる。これはすべての筋肉に共通する。競技によっては、負荷をこのピークパワーに合わせることでパフォーマンスを高められる。

力学的パワー（仕事率）の計算式

仕事率 ＝ 仕事÷時間
　　　 ＝ （力×距離）÷時間
　　　 ＝ 力×（距離÷時間）
　　　 ＝ 力×速度

※力は時間を通して一定とする

筋肉(上腕二頭筋)の「力-速度」関係

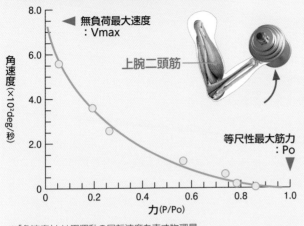

無負荷最大速度 : Vmax

角速度(×10²deg/秒)

上腕二頭筋

等尺性最大筋力 : Po

力(P/Po)

(石井,1994)

一般的な直流モーターの場合、負荷の重さが増すことによる速度低下は直線的なグラフとなるが、筋肉の「力-速度」関係では負荷が軽い局面のほうがスピードの低下が大きく双曲線のグラフになる。これはすべての筋肉に共通する。

※「角速度」とは円運動の回転速度を表す物理量
※実線はヒルの式(生理学で用いられる方程式)で表される直角双曲線を示す

筋肉の「力-速度」関係から導き出される「力-パワー」関係

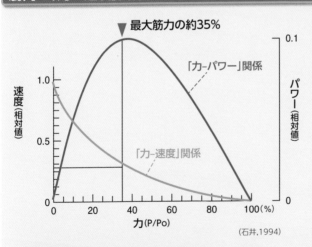

最大筋力の約35%

「力-パワー」関係

速度(相対値)

パワー(相対値)

「力-速度」関係

力(P/Po)

(石井,1994)

筋肉の力学的パワー(1秒間あたりの仕事=仕事率)の計算式は「パワー=力×速度」であるため、「力-速度」関係の双曲線グラフの縦軸(速度)と横軸(力)を掛けることで「力-パワー」関係もグラフで表せる。パワーの数値は最大筋力の30〜35%程度でピークに達する。

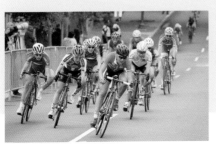

自転車ロードレースのような競技においては、ペダリングの負荷が最大筋力の30〜35%になるようにギアを調節すれば筋肉のパワーを最も効率良く発揮できる。しかし、全般的にはピークパワーの高さよりも、フィジカルのベースとなる筋力自体を高めるほうが重要である。

瞬発力とエキセントリック収縮

スポーツ競技では、瞬間的なスピードやパワーを求められる場面が多い。

瞬発力は高められる

　スポーツ競技では、多くの場面で瞬間的に強い力を発揮することが求められる。こうした瞬発力の発揮に必要となるのは筋力だけではない。瞬発力を養うトレーニングによって、筋肉の使い方から変えることが可能となる。

　サルに瞬発力を養う訓練（時間経過とともにエサ箱のフタが開く時間を短くする）をさせた実験では、トレーニングによってエサを取る際の脳の使い方に変化が起こったという。エサ箱から瞬時にエサを取る動きを何度も繰り返すことによってサイズの原理（→1章P.36～37）が覆り、力とスピードに優れた速筋線維が動員されるようになったと解釈されている。

　同様に人間も**瞬発的なトレーニングを繰り返すことでサイズの原理を打ち破り、速筋線維が動員されやすい神経の働きに変化する**可能性がある。

SSC（伸張―短縮サイクル）

　競技パフォーマンスの基礎となるスプリント動作や跳躍動作も瞬発的な筋力発揮を繰り返すことで、スピードや高さを生み出している。

　瞬発的な筋力の発揮には「SSC（伸張―短縮サイクル）」とよばれる筋収縮様式が重要となる。

　SSCとは、エキセントリック収縮（伸張性収縮）（→1章P.38～39）による減速（ブレーキ）動作からコンセントリック収縮（短縮性収縮）による加速動作へと瞬時に切り返す運動であり、「筋肉は短縮する直前に素早く伸張すると、より大きな力を発揮する」という作用を利用している。

　特に下肢で行われるSSCは、筋肉（大腿四頭筋・腓腹筋）が地面を蹴って跳び上がる直前の「着地」においてエキセントリック収縮することにより、大きな「ブレーキ力」を発揮し、腱（大腿四頭筋内の腱膜とアキレス腱）に備わっている弾性（バネ）（→序章P.15下図参照）をより強く伸張する（→P.137中央図も参照）。

　また、SSCは中・長距離走のランニング動作においても行われている。陸上競技の中・長距離種目のランナーたちがSSCの動きを強化するトレーニングを行ったところ、3km走のタイムが平均して約16秒縮まったとの報告もある（Murphyら,2003）。

　このようにSSCには、短距離走のスピードを向上させるだけでなく、中・長距離走のランニング効率を高める効果があることも示されている。

速筋線維が動員されるエキセントリック収縮局面

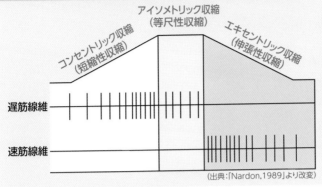

アイソメトリック収縮
（等尺性収縮）

コンセントリック収縮
（短縮性収縮）

エキセントリック収縮
（伸張性収縮）

遅筋線維

速筋線維

（出典：「Nardon,1989」より改変）

筋線維1本あたりの発揮筋力が小さいコンセントリック収縮、アイソメトリック収縮の局面では遅筋線維が優先的に動員されるが、発揮筋力が大きいエキセントリック収縮の局面では速筋線維が優先される。

SSC（伸張-短縮サイクル）の例

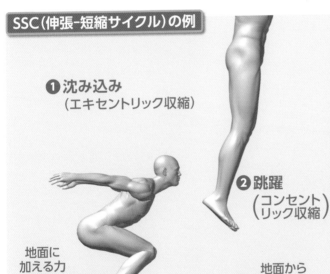

❶ 沈み込み
（エキセントリック収縮）

❷ 跳躍
（コンセントリック収縮）

地面に
加える力

地面から
受ける力
（地面反力）

垂直跳びの高さは離地速度（地面を離れる時の初速度）で決まる。跳躍の前に沈み込む動きで下肢の筋肉がエキセントリック収縮するため、速筋線維が動員されるとともに強い力を発揮する。その力を瞬時に切り返して上方向のパワーへと変換することで大きな上方向への加速度を得る。

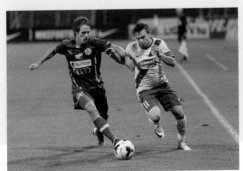

競技動作の中でも、走る、跳ぶ、切り返して方向転換するといった主要な動作は、エキセントリック収縮からコンセントリック収縮へと連続的に移行するSSC（ストレッチ・ショートニング・サイクル）の動きが瞬時に行われている。

©Laszlo Szirtesi / Shutterstock.com

第4章 筋力とスポーツ競技

137

プライオメトリックトレーニング

SSC（伸張ー短縮サイクル）の反動動作を使うトレーニングで瞬発力は高められる。

SSCの動きを強化する

　SSCの動きを強調して瞬発力を養うのが「プライオメトリックトレーニング」（以後プライオ）である。足関節（足首）のSSCを鍛える種目が多く、着地の衝撃を踏み切り動作（地面を蹴る動き）へと瞬時に切り返す動きを何度も繰り返して強化する。

　プライオの代表的な種目である「デプスジャンプ」は、台から飛び降りることで、より強い着地の衝撃を吸収し、跳躍動作へと切り返すSSCトレーニング。ヒラメ筋・腓腹筋（ひふくきん）の強烈なエキセントリック収縮で発生した大きな力を瞬時にコンセントリック収縮へと切り返すことで爆発的なパワーを生み出すことができる（→P.139上図）。

　「バウンディング」は、前脚の着地の衝撃を、踏み切り動作へと切り返すSSCトレーニング。SSCの動きで生み出したパワーを推進力へと変換する。これは陸上の短距離種目や跳躍種目の選手がよく行っているトレーニングでもある（→P.139下図）。

　エキセントリック収縮をともなうSSCの動きを繰り返すためには強い筋力が必要となる。だからこそスピードや跳躍力を高めるには、プライオだけでなくフィジカル強化も必須となる。

SSC（伸張ー短縮サイクル）

　SSCには、体幹（中心）から腕（末端）へとパワーを伝達する動きもある。そのひとつが投球動作である。

投球動作におけるSSC

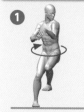

❶ 前脚を振り上げるとともに体幹をひねり、腕を振って投げる動きと逆方向に骨盤を回す。

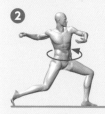

❷ 踏み出した前脚が着地してブレーキをかけることにより骨盤の回転を逆の方向に切り返す。

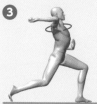

❸ 切り返しの反動をつけた体幹捻転のSSC運動で生まれたうねりで両肩のラインも回転する。

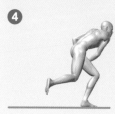

❹ 増大した体幹部の捻転速度（角速度）が腕に伝わり、腕の振りが強くなることで球速が上がる。

プライオメトリックトレーニング❶ デプスジャンプ

❶の着地時に足関節が底屈（屈曲）したまま伸ばされるエキセントリック収縮の動きで着地の衝撃を吸収し、そこから瞬時に切り返してコンセントリック収縮による❷の踏み切り動作を行う。着地時はカカトを接地しないほうがSSCの力は大きくなる。また、この動きによって発揮される力は自分の体重の4〜5倍にもなる。この種目は「切り返し」の瞬間に筋活動を最大にするための神経系のトレーニングといえる。

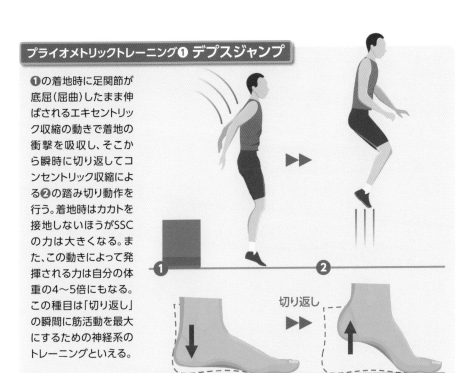

エキセントリック収縮	コンセントリック収縮
（伸張性収縮）	（短縮性収縮）

プライオメトリックトレーニング❷ バウンディング

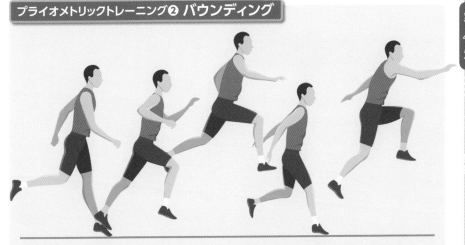

足を左右交互に踏み出して前に進みながら、SSCを使った広い歩幅のステップを連続で行う。できるだけ1歩の歩幅を大きくして、着地時はカカトが接地しないように素早く切り返す。

バリスティックトレーニング

筋トレは挙上動作をアレンジするだけで瞬発的な筋力発揮を養うトレーニングとなる。

瞬間的な筋力発揮能力を養う

　瞬間的に大きな力を発揮するトレーニングを「バリスティックトレーニング」（以後バリスティック）とよぶ。P.138～139で解説したプライオも広い意味ではバリスティックの一種となる。

　通常の筋トレと異なるのは、負荷を持ち上げるのはなく、「負荷を一気に動かす」こと。瞬間的な筋力発揮となるため、力を出す時間は一瞬であり、すぐに脱力する。バリスティックは主に筋力トレーニングの種目で実施されるが、目的は筋肥大や筋力アップではなく、**瞬間的な筋力発揮能力やパワー発揮能力の向上となる。**

筋トレで行うバリスティック

　筋トレ種目でバリスティックを行う場合、負荷（重量）の設定は通常の筋トレより低くなり、**30～40％1RMが目安**となる。負荷が軽い分、負荷を一気に動かし、最後は「投げ放つ」形になる（→P.141下図）。スクワットや自重種目で行う場合も同様であるが、形としては最後に「跳ね上げる（跳び上がる）」動きとなる）（→P.141上図）。

　こうした動きを繰り返すことで、**出力してから最大筋力に達するまでの時**間を短縮できる。しかし、投げ放つことができない負荷で行うと、最後まで脱力できず瞬間的な筋力発揮にならない。バリスティックより通常の筋トレに近くなってしまうので注意する。

　バリスティックの瞬間的な筋力発揮は、通常の筋トレよりもスポーツ動作における筋力発揮に近いため、鍛えた筋力を競技パフォーマンスへとつなげる力の出し方が身に付いていく。

　ただし、バリスティックは扱う負荷が低くても、瞬間的に大きな負荷が筋肉や腱にかかる。プライオと同様にベースとなる筋力が強くないと耐えられないため、筋トレによるフィジカル強化と並行して行うことが必須となる。

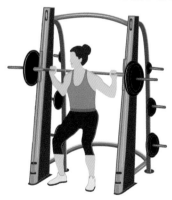

フリーウエイト種目でバリスティックを行うとやや危険がともなうためスミスマシンを使うと良い。バーの軌道が決まっていて、バーを放り投げても摩擦抵抗で減速して下りてくるため、安全にバリスティックトレーニングができる。

バリスティックトレーニングの実践

●フリーウエイト種目の バリスティック（例）

スクワットでは、勢い良く
素早い動作で立ち上が
り、その勢いのまま跳び
上がる。体勢が崩れない
ように注意。ベンチプレ
スはやや危険なのでスミ
スマシンで行うと良い。

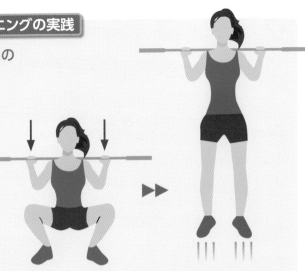

●自重種目のバリスティック（例）

プッシュアップでは、腕の力でジャンプするよ
うに上体を持ち上げ、全身を宙に浮かせる。
最初は両手が床面から離れることを目標に。

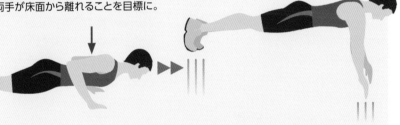

●マシン種目のバリスティック（例）

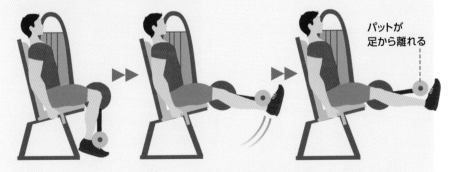

パットが
足から離れる

マシンでは、バーやパッドが最後に手足から離れるぐらい勢い良く持ち上げる（引き寄せる）。

SAQトレーニング

サッカーなどでは反応速度を含めたスピードを養うトレーニングが行われている。

総合的な"速さ"を養う

スポーツ競技で求められる"速さ"にはさまざまな要素がある。トップスピードの速さをはじめ、横方向の動きや切り返し・方向転換などの速さ、さらには動き出しの速さもある。こうした総合的な速さを養うのが「SAQトレーニング」である。「S」はスピード（直線的な動きの速さ）、「A」はアジリティ（敏捷性）、「Q」はクイックネス（反応の素早さ）を表している。

具体的なトレーニング内容は、専用のラダー（縄ばしご）やミニハードルを並べて多彩なステップを踏むトレーニングが中心。ラダーとミニハードルを組み合わせて行う場合もある。

前後左右に高速ステップでラダーのマス目を踏みながら進むラダートレーニング（→P.143上写真）では、股関節にあらゆる方向の動きを馴染ませるとともに、スムーズな足の運びや重心移動を身に付ける。また、高速の動作をイメージ通り遂行できるように頭の回転を速める効果もある。

合図によってトップスピードで方向転換を繰り返すランダムアジリティトレーニング（→P.143下図）では、突発的な動きに対する反応速度を高めることができる。神経系の調整能力が適応することによって動作の切り替えや動き出しが素早くなる。

ほかにもバランスボードを使って重心のコントロールやバランス力を養うトレーニングメニューなどもある。

万能なSAQトレーニング

ラダートレーニングなどは、プレー中に急加速や方向転換を繰り返し行うサッカーやラグビーの練習でも積極的に取り入れられている。高速のステップや切り返し、方向転換といった動きを何度も繰り返すには大きな加速力が必要であり、加速力を生むには筋力が必要となる。総合的な「速さ」を手に入れるためには、やはり筋トレによる筋力アップも重要な要素となる。

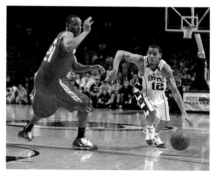

スポーツ競技においては、足の速さだけでなく、総合的な速さやスピードが求められる。

©Richard Paul Kane / Shutterstock.com

●ラダートレーニング

専用の縄ばしごを敷き、縄の目を踏みながら前に進む。多彩なステップを織りまぜ、スピードや敏捷性を養う。

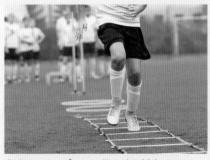
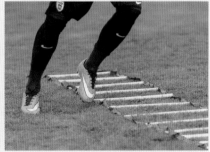

高速のステップでマス目を踏む基本メニュー。　サイドステップやバックステップも織りまぜる。

●ハードルトレーニング

等間隔で並べたミニサイズのハードルをまたいでいく。ラダーより足を高く上げるため股関節を大きく動かせる。

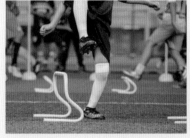
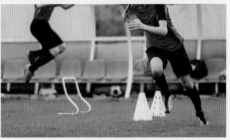

ラダートレーニングより股関節を大きく多方向に動かすためケガの予防にもなる。　ラダーとミニハードルを組み合わせることにより動きを切り替える素早さや重心移動の速さを養う。

●ランダムアジリティトレーニング

予測できない動きに対応することで反応速度も養えるトレーニング。

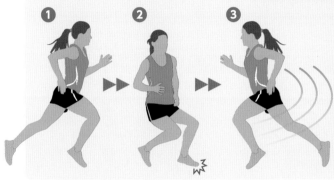

トレーニングパートナーのスタートの合図（声や笛など）で前方にダッシュする❶。次の合図で急停止し❷、逆方向へダッシュ❸。これを何度も繰り返すトレーニング。横向きや後ろ向きで走るなど、走行方向ではなく動きを切り替えるメニューもある。

体幹トレーニング

多くのアスリートが実践する体幹トレーニングは、正しく理解して行う必要がある。

スタビリティとモビリティ

近年注目されている「体幹トレーニング」は、脊柱（背骨）や骨盤の動きに関わる筋肉を強化するトレーニング。脊柱まわりの脊柱起立筋、腹部の腹直筋と腹斜筋群、腹深部の腹横筋、下腹深部の大腰筋などが主な体幹筋となる。

体幹筋には、体の中心軸となる体幹部を固定するスタビリティ（安定性）機能があり、体への衝撃に耐えてバランスを維持したり、重い物を持ち上げる時に上体を固めたりする。

体幹筋のスタビリティ機能を高めるには、コアトレーニングのピラティスが有効。ストレッチで脊柱や骨盤の可動域を確保することも重要である。

体幹筋にはもうひとつ、体幹部をしなやかに動かすモビリティ（可動性）機能があり、この能力もあらゆるスポーツ競技で重要な役割を果たしている。体の中心軸である体幹部をスムーズかつ大きく動かすことができれば、末端の腕（手）や脚（足）からより速く、より大きなパワーを発揮できる。

体幹筋のモビリティ機能を高めるには、スタビリティと同様にストレッチで脊柱や骨盤の可動域確保が重要。そのうえで体幹筋を強化する。なかでも腹直筋を鍛えるクランチやシットアップ、腹斜筋を鍛えるサイドベンド、脊柱起立筋を鍛えるバックエクステンション、大腰筋を鍛えるハンギングレッグレイズなどの種目が有効である。

体幹のモビリティを高める筋トレ種目（例）

●ハンギングレッグレイズ

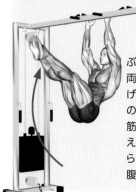

ぶら下がった状態で両脚を前方に持ち上げ、腹直筋と股関節の深層筋である腸腰筋（主に大腰筋）を鍛える。脚を上げながら腹部を収縮させて腹直筋も動員する。

●バックエクステンション

上体を大きく屈曲・伸展させて、体幹伸展の主働筋である脊柱起立筋を鍛える。台のパッドを骨盤に当てることで股関節が固定され、脊柱の動きに集中できる。

体幹の安定に貢献する腹横筋

腹部の深層筋（インナーマッスル）である**腹横筋は、体の中からスタビリティ能力を発揮し、体幹の固定および安定に貢献する。**腹横筋が収縮すると腹腔（横隔膜の下部で内臓を収めている部分）の内圧が高まり、脊柱を伸展させることで体幹部が固定される。

腹横筋は息を吐く動きに働くなど、無意識のうちに使っている筋肉であるが、トレーニングでより働きを高めることができる。腹横筋の働きが活発になると適度な緊張を保って腹圧をかけ、体幹部を安定させるとともに、内臓を押さえてウエストを引き締める効果も得られる。腹横筋の代表的なトレーニングがドローインである（下図）。

腹横筋の収縮で体幹を安定させるドローイン

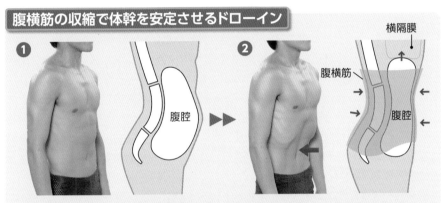

みぞおち付近を中心にお腹をできるだけ凹ませる。腹横筋が収縮し、腹腔内圧が高まることで脊柱が伸ばされ、体幹の安定性が増す。ゆっくり呼吸しながら凹ませた状態を30秒間キープ。

筋トレだけではない体幹のトレーニング

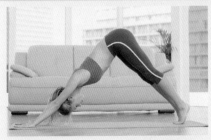

「ピラティス」はコアトレーニングの代表例で、体幹の安定させることが目的のエクササイズ。体幹部をコントロールして体幹筋を強化する。近年はアスリートでも実践者が増えている。

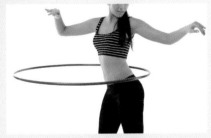

フラフープも体幹強化にはとても有効となる。肩の位置を固定して骨盤を動かすことが重要。意識しにくい骨盤や脊柱を動かす感覚を養う。

筋持久力の決定要因

スポーツ競技には、筋力を維持して発揮し続ける筋持久力が必要な競技もある。

筋持久力の大小を決める要因

　持久力には、心肺の持久力を指す全身持久力以外に、**筋肉の持久力を指す「筋持久力」**がある。筋持久力は大別すると**「高出力の持久力」**と**「低出力の持久力」**に分けられるが、ここでは低出力の持久力を中心に解説する。

　筋持久力は、主に**筋肉を構成している筋線維組成と、筋肉内の循環レベル**によって決まる。遅筋線維は速筋線維より持久力が高い性質であるため、遅筋線維の数の割合が大きいほど筋持久力に優れた筋肉ということなる。

　筋肉内の循環レベルは、筋肉の内部にどれだけ毛細血管が発達しているかを指す。筋肉内に毛細血管が張り巡らされていれば、酸素の供給能力とともにエネルギー代謝物（無酸素性代謝物）の処理能力が高まる。

　筋肉内の遅筋線維と速筋線維の比率や毛細血管密度は、運動やトレーニングによって高まることがこれまでの研究でわかっている。特に毛細血管密度の上昇が顕著に起こる。

速筋線維が遅筋線維に変わる

　前述したように、速筋線維→遅筋線維の方向にタイプが変化するため、筋線維組成は後天的に変えることができる。筋線維のタイプには、遅筋線維（Ⅰ型）、速筋線維（ⅡxまたはⅡb型）、中間タイプの速筋線維（Ⅱa型）があり（→序章P.20〜21）、筋持久力はⅠ型が最も高く、Ⅱb型が最も低い。

　運動やトレーニングを継続的に行うと、速筋線維のタイプⅡx（Ⅱb）が中間タイプのⅡaに変化する。これは持久系の運動に限らず、瞬発系の筋トレでも同様である。しかし、運動を止めるとⅡx（Ⅱb）に戻っていく。

筋持久力が決まる生理学的要因

筋線維組成 ▶筋肉の中の遅筋線維の割合が高いほど筋疲労しにくくなる。

筋肉内の循環レベル ▶筋内にある毛細血管の密度が高く循環が機能的に行われていれば、速筋線維の動員で生じる代謝物を速やかに除去できる。さらに遅筋線維に対してもより多くの酸素を供給できる。

動的筋持久力と静的筋持久力

筋持久力には、「動的筋持久力」と「静的筋持久力」がある。動的筋持久力は、同じ負荷（重量）を一定のリズムで何回持ち上げられるか、という反復動作の持久力。静的筋持久力は、同じ負荷を一定の位置でどれだけ保持し続けられるか、という静止動作の持久力となる。スポーツ競技で主に必要となるのは動的筋持久力であり、筋持久力の評価も動的筋持久力を指標にする場合が多い。基本的に動的筋持久力が高ければ、静的筋持久力も高くなる。

筋持久力の評価は、測定時に扱う負荷の重さで変わってくる。試合中にどれぐらいのレベルの筋力発揮を繰り返すのか、各競技で大きく異なるため、筋持久力の評価は、各競技の特性に合わせて行う必要がある。

動的筋持久力と静的筋持久力

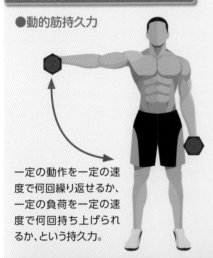

●動的筋持久力

一定の動作を一定の速度で何回繰り返せるか、一定の負荷を一定の速度で何回持ち上げられるか、という持久力。

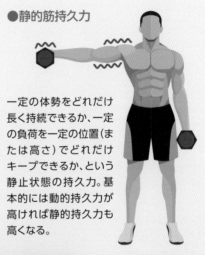

●静的筋持久力

一定の体勢をどれだけ長く持続できるか、一定の負荷を一定の位置（または高さ）でどれだけキープできるか、という静止状態の持久力。基本的には動的持久力が高ければ静的持久力も高くなる。

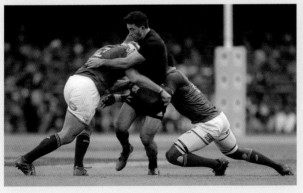

試合中に何度も断続的に強い筋力を発揮するラグビーや格闘技などは、最大筋力に近いレベルの筋力発揮を維持できる筋持久力が求められる。

第4章 筋力とスポーツ競技

筋持久力トレーニング

これまでの研究で筋持久力もトレーニングによって向上することがわかっている。

筋力と筋持久力の関係

P.147で解説したように、動的筋持久力は、同じ負荷（重量）を一定のリズムで何回持ち上げられるかで測定される。しかし、筋力トレーニングの負荷強度の設定（→3章P.102～103）を見てもわかるように、絶対値が同じ負荷であれば筋力（1RM筋力）が強いほど反復できる回数も多くなる。静的筋持久力についても同様である。

つまり筋肥大および筋力アップも、ある特定の負荷（絶対負荷）に対しては反復回数の増加につながる。

一方、**筋持久力の指標というのは、同じ相対負荷（例えば「30％1RM」）を反復できる回数となる。**

毛細血管の発達で循環を促進

これまでの研究により、筋持久力のトレーニングは、**20～25％1RMの低負荷で行うと最も効果的である**ことがわかっている。いわゆる低負荷高回数のトレーニングである。**筋肉を持続的に働かせて、筋肉へと流れる血流量を増やすことで毛細血管が発達する。**毛細血管の増殖によって筋肉内の血液循環が活発になるため、結果的に筋肉は疲労しにくくなる（→P.146）。

ただし、低負荷でも負荷強度を20％1RM以下に設定して行うと、日常生活レベルの負荷になってしまうため、いくら時間をかけてトレーニングしても筋持久力の向上にはつながらない。

筋持久力と筋力の関係

相対負荷が同じであれば、筋力が強くなるにつれて相対的な負荷は軽くなるため、反復できる（または持ち上げられる）回数も増えていく。ただし、これは筋持久力ではなく筋力アップによる結果である。

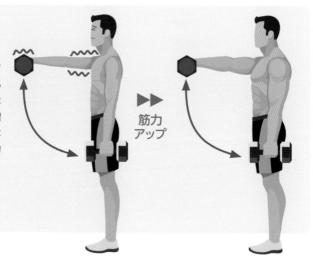

筋力アップ

筋持久力を高める負荷強度

ラグビー選手が持久力トレーニングを行った実験では、ラグビーの競技特性に合わせ、強い筋力を発揮した状態で測定を行った（高出力の筋持久力）。トレーニングの負荷は計測時に発揮した筋力より低い負荷強度であったが、結果的に筋持久力トレーニングを行ったことで動的筋持久力は向上した（下図）。トレーニングの期間が長くなるほど、毛細血管の発達だけでなく、**筋持久力の低い速筋線維（ⅡxまたはⅡ**

b）から筋持久力の高い（※遅筋線維よりは低い）中間タイプ（Ⅱa）への移行も進行すると考えられる。

動的筋持久力の評価では、30％1RMの負荷（重量）を何回持ち上げられるか、がひとつの目安として頻繁に用いられている。とはいえ必ずしも30％1RMでトレーニングすれば良いというわけではない。少し軽い20～25％1RMの負荷を限界まで繰り返し持ち上げるトレーニングを行うことで、動的筋持久力は最も向上することがこれまでの研究によって明らかとなっている。

筋持久力トレーニングの負荷強度

● 20～25%1RM

動的筋持久力の向上が目的のトレーニングは、これまでの研究により20～25%1RMの負荷で行うと高い効果が得られるとわかっている。20%1RMより低い負荷になると日常レベルの強度になってしまうため効果が出ない。

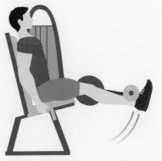

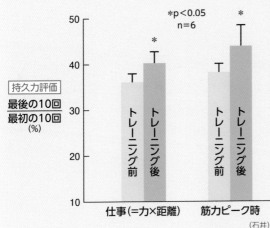

*p＜0.05
n=6

持久力評価
最後の10回
最初の10回
（%）

仕事（＝力×距離）　　筋力ピーク時

（石井）

トレーニングによる動的筋持久力の向上

等速性筋力計を用いて、男性のラグビー選手が膝関節の伸展動作を最初から最後まで最大努力の力を発揮して50回行った時の筋力数値を測定。最初の10回での仕事の総和と、最後の10回での仕事の総和を算出し、筋力と仕事の低下率がどれほど変化したのか割り出した。筋持久力トレーニングの実施後はいずれも低下率が小さくなった。

サーキットトレーニング

ひとつのプログラムで筋力と全身持久力を効率良く強化できるトレーニングもある。

サーキットメニューの組み方

「サーキットトレーニング」とは、「総合的体力を高めるトレーニング」として今から50年以上前にアメリカで開発された複合型のトレーニング法。ウエイトトレーニングに持久系トレーニングを組み合わせ、主に筋力と持久力を同時に向上させる目的で行われる。

基本なメニュー構成は、全身を上肢、体幹、下肢などに分割し、各部位それぞれ3〜5種目程度を実施。種目と種目の間は休憩なしのノーインターバルで、トータル7〜15種目程度を次々と消化していく。全種目を通して10〜30分にも及ぶハードな内容となる。これを数分の休憩を挟んで2〜3回実施する。(※種目数が多いメニューの場合は、1回だけで終わることもある)

ほかにも、全身が対象のメニューではなく、上肢、体幹、下肢でそれぞれサーキットメニューを組み、日替わりで実施するといったやり方もある。

各種目1セットずつの実施となるが、休憩なしで次の種目に移るため、どんどん疲労が溜まって追い込まれる。また、心肺機能をさらに追い込む種目として、バーピージャンプ(→P.151図)やジャンピングジャック(垂直跳びで高く跳び、両手両足を広げる)、連続もも上げ、縄跳び、バイクマシンといった種目を組み込むケースも多い。

最近では、全身を連動させるバトルロープ(→P.151下左写真)やハイクリーン(→P.151下右写真)などの種目を組み込むメニュー構成も増えている。こうした多彩なメニューが組めるのもこのトレーニングの長所となる。

サーキットトレーニングのメニュー構成(目安)

種目項目	上肢種目、下肢種目、体幹種目、全身種目など
各項目の種目数	それぞれ3〜5種目程度
時間(1セット)	5〜15分程度
セット数	1セット(慣れてきたら2セット)
実施種目数(1セット)	5〜10種目程度
1種目の実施時間	30〜60秒程度
筋トレ種目の負荷強度	50% 1RM

効率性と特異性の原則

トレーニングには「特異性の原則」（→3章P.94）があり、各トレーニングから得られる効果は決まっている。サーキットトレーニングで得られるのは、**疲労した状態で筋力を発揮する能力**。筋力、持久力ともにそれぞれ向上するが、このトレーニングで得られる筋力アップ効果は高負荷で追い込む筋トレより低い。持久力向上効果も持久力系のトレーニングに比べると低くなる。アスリートであれば、やはり筋力と持久力は別々に特化して鍛錬したほうが、それぞれの能力をより高いレベルまで伸ばすことができる。

全身を使う種目例

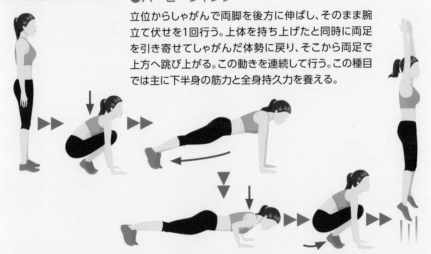

●バーピージャンプ

立位からしゃがんで両脚を後方に伸ばし、そのまま腕立て伏せを1回行う。上体を持ち上げたと同時に両足を引き寄せてしゃがんだ体勢に戻り、そこから両足で上方へ跳び上がる。この動きを連続して行う。この種目では主に下半身の筋力と全身持久力を養える。

●バトルロープ

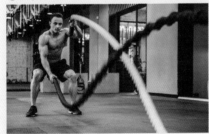

全身を使って太いロープを波打たせるトレーニング。腹筋を鍛えながら体幹と四肢の連動性も養える。近年、格闘家のサーキットメニューに多く取り入れられている。

●ハイクリーン、ケトルベルスイング

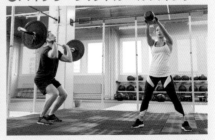

ハイクリーン（左）やケトルベルスイング（右）などを組み入れるのも効果的。ケトルベルはグリップの位置と重心が離れていて持ち上げにくいため、より多くの筋群を鍛えられる。

ピリオダイゼーション

競技者は時期に合わせた適切なトレーニングを計画的に実施することも重要となる。

筋トレにおける期分け

「ピリオダイゼーション」とは、トレーニングの内容を期分けすること。筋力トレーニングにおけるピリオダイゼーションは、筋肉に与える刺激を変えて順化（→2章P.84～85）を防ぐ目的で行われる。同じトレーニングを続けていると筋肉の成長は停滞するため、中・長期的計画のもと、トレーニング内容を変えていくことが重要となる。

同一刺激への順化はだいたい3カ月前後で訪れるため、3～4カ月ごとに実施する種目を一部入れ替えたり、負荷の重量を増減したり、チーティングを取り入れたり、分割（→3章P.108～109）を組み替えたりして刺激を変える。2パターンのメニューを3カ月ごとに入れ替えるだけでも十分効果的である。

アスリートが行う期分け

本来のピリオダイゼーションは、スポーツ競技のアスリートが行うトレーニングに取り入れられるものを指す。

アスリートの年間スケジュールは主に、試合や大会に出場する時期（インシーズン）、試合がない時期（オフシーズン）、シーズンに向けてコンディションを作る時期（プレシーズン）に期分けされる。インシーズンとプレシーズンではトレーニング内容が大きく異なり、オフシーズンも単なる休養期間ではなく、トレーニングの一環としての計画的休養という意味づけになる。

プレシーズンのトレーニング

競技によってやや異なるものの、プレシーズンはさらに「筋肥大期」「筋力アップ期」「専門的トレーニング期」の3つに分割されることが多い（→P.153上図）。プロ野球でいえば、筋肥大期はキャンプ前の自主トレ期間にあたる。しっかり筋肥大するためには最低でも2カ月程度の期間を要するため、プレシーズンは筋肥大期から始める。また、筋肥大を目的としたトレーニングは運動後に筋肉痛や筋力低下をともなうため、競技の本格的な技術練習などは並行して行わない場合が多い。

筋力アップ期は、筋肥大期に作り上げた肉体をベースにして筋力を伸ばすため、より高重量のトレーニングを実施。セット数や挙上回数を減らすことで筋疲労が少し緩和されるので、技術練習を並行して行う場合もある。

筋肥大期→筋力アップ期の流れが筋力アップに有効なことは、これまで多くの実証例によって確認されている。

1年間の長期的ピリオダイゼーション（例）

プレシーズン

① **筋肥大期**
競技に必要なフィジカルの土台となる筋肉をつくる期間。

② **筋力アップ期**
高負荷のトレーニングで筋力・パワーを向上させる期間。

③ **専門的トレーニング期**
技術練習、戦術練習、実戦練習、ピーキングを行う。

インシーズン

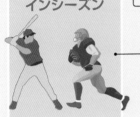

試合を行う実戦期間。シーズン中も試合に向けて
短期的計画のもとピーキングを行う（→P.154）。

オフシーズン

シーズンの疲労を回復させる休養期間。
この期間に身体のメンテナンスも行う。

「筋肥大期」と「筋力アップ期」のトレーニング（目安）

※プレシーズン期間を3カ月とした場合

① 筋肥大期のトレーニング（2カ月間）

負荷強度	80%1RM
セット数	3〜5セット（ディセンディング法で行う）
実施頻度	各部位週2回（※重点部位以外は週1回でも可）

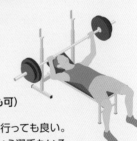

ベンチプレスやスクワットなど大筋群の多関節種目は5〜6セット行っても良い。
筋肥大にはディセンディング法が有効。筋トレは重点部位のみという選手もいる。

② 筋力アップ期のトレーニング（1カ月間）

負荷強度	90%1RM ➡ 40〜50%1RM
セット数	3セット（ホリスティック法で行う）
実施頻度	各部位週2回（※重点部位以外は週1回でも可）

ホリスティック法で3セット行う場合は最終セットのみ負荷を下げてオールアウト。
すでに十分な筋量がある選手は筋力アップ期の期間を1カ月半に伸ばしても良い。

ピリオダイゼーション

試合までのトレーニング計画

インシーズンは、コンディション作りが最優先。試合での疲労を回復させながら、**次の試合に向けてコンディションをピークにもっていく短期的計画（ピーキング）が重要**となる。

競技によって試合間隔や試合後のダメージ、試合への準備内容は異なるものの、コンディショニングで失敗しないための共通項目がいくつか存在する。

まず筋トレは実施後の筋肉痛や筋力低下の回復に時間がかかるため、シーズン中であれば試合前3日間は行わないようにする。また、プライオ（→P.138〜139）やバリスティック（→P.140〜141）などの瞬発系トレーニングは、筋疲労した状態で行うと効果が下がり、ケガにもつながるので必ず筋トレより前に実施する。（※試合間隔が短い野球選手の場合、シーズン中は瞬発系トレーニングだけ行うという選手もいる）

毎週末に試合を行う競技の場合、試合翌日を休養日、試合前日を技術練習、戦術練習（または移動日）と仮定すると、だいたい1週間のトレーニングスケジュールが決まってくる（下図）。

シーズン中は筋トレを行わないという選手もいるが、サッカーやテニスなど**シーズン期間が長い競技では、筋力低下の抑制やケガの防止を目的として筋トレを実施する選手も多い**。

試合に向けたピーキング（1週間の例）

※シーズン期間を通して毎週末に試合が行われる競技の場合

日	試合
月	**休養日**：試合翌日は心身の疲労回復やケアに努める
火	**瞬発系トレーニング**：プライオメトリック、バリスティックなど
水	**筋力トレーニング**（※試合前3日間は筋トレを行わない）
木	**専門的トレーニング**：技術練習、戦術練習など
金	（前の試合で生まれた課題の解決などにも取り組む）
土	
日	**試合**（※試合会場が遠方の場合は前日が移動日となる）

陸上競技の中・長距離種目、マラソン、駅伝などの選手の場合は、
試合前も持久系のトレーニングが中心となるので上記の例とは異なる。

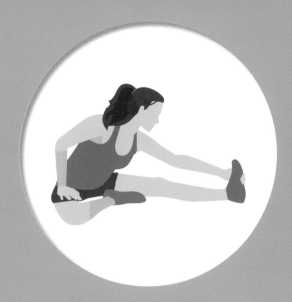

筋肉を
ケアする

筋力をフルに発揮できるコンディションを維持するためには、
トレーニングによる疲労を取り除くアフターケアが重要となる。
競技者であれば試合前の準備や試合日への調整力も求められる。

筋肉が疲労するしくみ

運動やトレーニングなどで筋肉が疲労した状態に陥ると、筋肉の機能は低下する。

筋肉が疲労するメカニズム

「筋疲労」とは、収縮にともなう筋力の低下を指す。筋疲労には「末梢性疲労（筋肉自体の疲労）」と「中枢性疲労（神経系の疲労）」があり、ここでは末梢性疲労について解説する。

筋肉が収縮する時、直接的なエネルギー源となるATP(アデノシン三リン酸)が代謝され、ADP(アデノシン二リン酸)と無機リン酸に分解される。一部のADPはATP-CP系によるATPの再合成に使われるが無機リン酸は残る(→1章P.28〜29)。この**無機リン酸**が筋肉にとって疲労物質となる。また、持続的な運動でATPの分解量が増えると、ADPの生成量も徐々に増加する。この**ADP**も筋肉が疲労する原因となる。

さらに、高負荷の運動では速筋線維による無酸素性のエネルギー代謝が行われるため、乳酸や水素イオンも生成される（→2章P.78〜79）。筋肉内に**水素イオン**が増えると、疲労物質である無機リン酸やADPとともに、**ミオシンの反応やカルシウムポンプ（→7章P.201）**の働きを阻害するため、筋肉の収縮機能が低下する。

それだけでなく水素イオンと乳酸が筋肉内に蓄積し、筋線維のまわりにある溶液中の濃度が高くなると、これらの物質を感知する受容器を介して疲労感が生まれ、中枢性疲労の原因となる。

筋肉は収縮と弛緩を繰り返すことで血流を促す作用もあるため、収縮機能が低下すると血流も悪くなる。

血流量が減少すると血液の循環が十分に行われず、筋肉内の代謝物を回収できなくなる。それだけでなく血液から運ばれる酸素の供給量も減少する。

こうした状況が重なることによって結果的に筋肉は疲労した状態に陥る。

運動中はATPを再合成するエネルギー源として筋肉内のグリコーゲンが速やかに代謝される。持続的な運動では、この筋グリコーゲンの枯渇も筋疲労が生じる原因のひとつとなる。

エキセントリック収縮の疲労

筋力トレーニングにおいて、バーベルやダンベルなどの負荷を下ろすエキセントリック収縮（→1章P.38〜39）の局面で強い負荷をかけると、筋線維が損傷しやすくなり、運動後に筋肉痛や筋力低下が引き起こされる。こうしたダメージは長期的疲労の原因となる。筋肉の疲労を抑制し、回復を早めるためには、**運動後のケアによって血液循環を活発にし、損傷からの回復を早める**ことが重要となる。

筋疲労（末梢性疲労）のしくみ

筋収縮にともなうATPの分解

⬇

無機リン酸、ADP、水素イオンを生成

**筋収縮活動の源である
ミオシンとアクチンの
反応が阻害される**

**筋線維を囲む溶液の
pH（水素イオン指数）が
低下して酸性に傾く**

筋肉の収縮機能が低下 ⬅ **疲労感**
（代謝物受容器を
介して生まれる
中枢性疲労）

血液循環が悪くなる

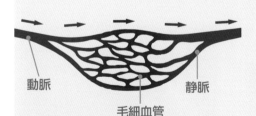

動脈

毛細血管

静脈

血液の循環で動脈から毛細血管を通して
酸素や栄養が筋線維に供給される。さらに
毛細血管を介して二酸化炭素や乳酸など
の代謝物が回収されて静脈に送られる。

代謝物が蓄積

血液の循環が悪くなると代謝物が
毛細血管などに蓄積するため、
筋肉の機能は回復しにくくなる。

筋肉の
疲労感

筋肉の
緊張

筋力の
低下

筋肉の緊張をほぐす

筋肉が緊張した状態になった場合、外圧をかけることで緊張をほぐすことができる。

筋緊張による悪循環

激しい運動やトレーニングによって筋肉が疲労すると、筋肉の一部に「凝った」ような状態が続くことがある。このコリ（凝り）のメカニズムはまだよく分かっていないが、コリの発生箇所には筋線維の微小な電気的活動が見られることから、ミクロレベルでの筋緊張によるものと考えられている。

疲労した筋肉が緊張するのは、おそらく筋線維膜の透過性の変化や微細な損傷によって放出された物質が、細胞の外側から筋線維や神経を興奮させやすくしているものと推察される。

これらの物質の一部は動脈を収縮させて血流を減少させる。その結果、疲労した部位の血液循環が低下し、筋緊張につながる物質の蓄積がさらに進行するという悪循環に陥る。

緊張をほぐして血流を改善

筋肉の緊張をほぐす方法としては、**マッサージ**が有効となる。押したり揉んだりして筋肉に圧力を加えると、こわばっていた筋肉が柔らかくなり、筋肉の温度（筋温）も上昇する。さらに血流も促進される。マッサージで血流量が増えることは近赤外分光法という

測定によっても確認されている。

マッサージ効果のメカニズムには諸説あり、筋肉内（または筋肉周辺）の血管を圧迫することで感覚神経の反射を引き起こして血管が拡張される、という説もあれば、筋肉内にある受容器がマッサージの力学的刺激に反応して血管を拡張する、という説もある。

また、マッサージには"ツボ"を押すことで筋肉の緊張をほぐす方法もあるが、実際にツボを押すとマッサージ効果は高くなる。これもツボの部分に感覚神経あるいは受容器が密集しているためだと考えられている。

マッサージ以外にも、**ストレッチ（静的ストレッチ）やフォームローラーなどの器具でも筋肉の緊張をほぐし、血液循環を促進することができる。**

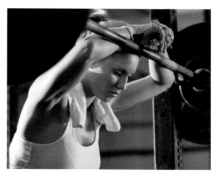

筋疲労を残したまま運動を続けていると、疲労した部位の血液循環が悪くなり、筋緊張につながる代謝物の蓄積が進行する。

筋収縮と血流（静脈）の関係

筋収縮によるポンプ作用

毛細血管から代謝物などを回収する静脈の血流は、筋肉のアシストを得て血液を心臓に戻している（右イラスト参照）。
筋肉が収縮と弛緩を繰り返すことで静脈にポンプ作用が働いて、血液を心臓へと押し上げる。筋肉が緊張した状態に陥ると血流を促すポンプ作用が低下するため、血流量が減少すると考えられる。

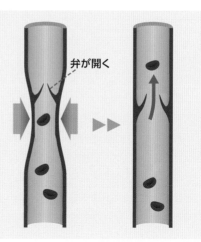

弁が開く

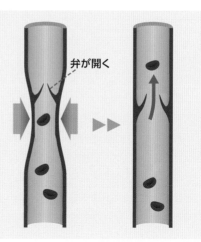

筋肉の緊張をほぐす主な方法

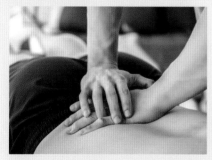

マッサージ

体表に手（※足の場合も）で圧力を加えて、筋肉を揉んだり押したりして緊張をほぐし、血液循環（主に静脈）を促進する手技療法。

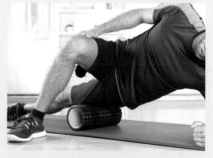

フォームローラー

多くのアスリートが愛用しているフォームローラー。ほぐしたい部分をローラーに乗せて体重をかけ、円柱状のローラーを転がしながら筋肉や筋膜をじっくりほぐしていく。

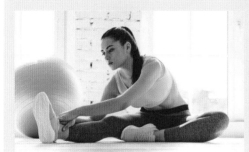

ストレッチ（静的ストレッチ）

筋肉および腱を脱力した状態で意図的に伸張させる。ゆっくりと伸ばすとこで伸張反射（→1章P.54）の影響を低減し、筋肉をしっかり伸ばせる。筋肉は押して圧力を加えるだけではなく、伸ばすことでも緊張を取り除くことができる。

第**5**章

筋肉をケアする

159

全身を温める

温度差の刺激を与えることによって血液の循環を活発にすることもできる。

体を温めることで血管が拡張

運動やトレーニングで疲労した筋肉のケアには、**入浴**などで身体を温めることも有効となる。**全身を過度に温めると血管が拡張して体表の血流量が増加するため、筋肉内の血液循環も促進される。**血液の循環が活発になると筋疲労を軽減できるだけでなく、筋肥大にもプラスの効果が見込まれる。

入浴してリラックスすると、副交感神経が優位になり精神的な疲労も軽減できる。しかし、湯の温度が熱すぎると交感神経が高ぶり、熱の流入を防ぐために血管が収縮するので注意する。

また、入浴中は体に浮力が働くため全身の筋肉を陸上よりもしっかり脱力することができる。

入浴とサウナの真逆の温め効果

人間の身体は温めると体内に熱が蓄積する。体は内部が熱くなると熱を体外に放出して冷まそうとするため、体表面の血管につながる動脈が開く。血管の拡張で血流量も増えるため循環が活発になる。

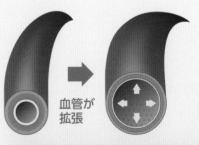

血管が
拡張

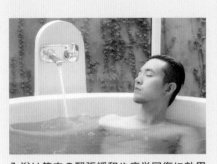

入浴は筋肉の緊張緩和や疲労回復に効果的。ただし湯の温度が熱すぎると血管が収縮し、逆に冷たくても同様に血管は収縮する。これらの反応はいずれも熱の過剰な流入や流出を防ぐための交感神経の働きである。

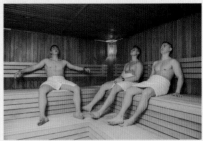

90〜100度の高温に達するサウナの中は、外気も高温であるため、血管は外から熱が身体の中まで入ってこないように収縮する。しかしサウナから出ると今度は熱くなった身体を冷まそうとして収縮した血管が開く。

シャワーを浴びても身体は温まるものの、入浴ほど全身を温める温熱効果は得られない。筋疲労を取り除くためには、熱すぎない湯に入浴して首までしっかり浸かることが効果的といえる。

体を冷やすことで血管が拡張

身体を温めるのとは逆に身体を冷やすことでも血液の循環は促進されることがある。**血管は激しい温度差によって収縮したり拡張したりする性質があるため、身体を冷やす方法でも最終的に血管を拡張させることができる。**練習後やトレーニング後、冷水風呂に入る選手がいるのも同様の理由である。

冷水風呂に入ると身体が冷やされる。すると交感神経がこれ以上冷えないように外熱を遮断しようとして血管を収縮させて、体表面の血流を抑制する。

そして冷水風呂から出ると、今度は冷水と外熱の温度差により、冷えた身体が外熱を取り込もうとして血管を大きく拡張する。このように身体を冷やすことでも結果的に血流量が増大し、血液循環も促進される。

温熱風呂と冷水風呂、あるいはサウナと冷水風呂に交互に入る温冷交代浴なども、身体に激しい温度差を感じさせることで血管が大きく拡張する効果を狙った疲労回復法である。

ただし、サウナは非常に高温であるため、サウナから出て常温に身体をさらすだけでも、温度差を考えれば血管を拡張する効果はあると考えられる。（※→P.160右写真の説明も参照）。

体を冷やした後でも血管は拡張する

冷水風呂などで身体が冷えると体内に冷気が入らないように動脈が収縮し、体表面の血流を抑制する。そして冷水風呂から出ると、今度は外気から体内に熱を取り込んで冷えた身体を温めようとするため血管は拡張する。

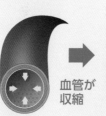
血管が収縮

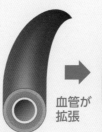
血管が拡張

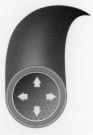

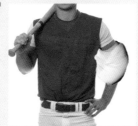

試合後の投手が肘や肩をアイシングするのは炎症反応を抑え、炎症が招く過剰な免疫反応で細胞が壊れる二次的なダメージを防ぐためだが、アイシング後には同様に血流が促進される。

骨格の歪みを整える

同じ姿勢を続けていると、次第に骨格が歪んで周囲の筋肉にも影響が及ぶ。

骨格の歪みによる筋肉の緊張

筋肉の疲労や緊張は、運動やトレーニング以外からも引き起こされる。重力が局所的にかかるような姿勢を日常的に長時間続けていると、骨格のバランスに歪みが生じ、歪んだ骨格を支え続ける筋肉に過度な負担がかかる。

現代において多く見られる症状が、イスに座る姿勢によって生じる歪み（下図）と、パソコンやスマートフォンなどを凝視することで生じる歪み（→P.163下図）である。特に近年増えているのが、スマートフォンの凝視によるストレートネックである。

こういった歪みを放置すると、骨格は歪んだままの状態で固まり、その歪みを補うためにさらなる歪みが生じる。周囲の筋肉や筋膜も緊張が取れなくなり、次第に可動性を失っていく。

骨格の歪みによる筋肉の疲労や緊張は、マッサージやストレッチを行って取り除くこともできるが、根本原因である骨格の歪みを改善しない限り、すぐに同じ状態へと戻ってしまう。

骨格の歪みは自分では気づきにくい症状も多いため、筋肉の張りや硬直が歪みのサインとなるケースも多い。

骨格に歪みが生じる例❶：骨盤

イスに浅く座り、背もたれにもたれ掛かるような姿勢を日常的に長時間続けていると、骨盤が後傾したまま動きにくくなり、骨盤や腰椎を支える筋肉や筋膜に負担がかかる。骨盤周囲の筋肉は歪んだ骨盤や腰椎を支え続けることによって疲労し緊張状態となる。

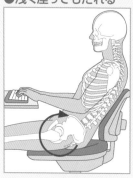

●浅く座ってもたれる

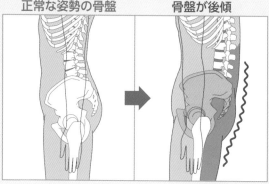

正常な姿勢の骨盤　　　骨盤が後傾

整体とカイロプラクティック

　骨格の歪みを治すには、まず歪みが生じる原因となった姿勢を正す必要がある。姿勢の矯正と筋肉の緊張を取り除くストレッチなどである程度は骨格の歪みを矯正できる。しかし、歪みが自力では戻せないレベルであれば、医療機関で受診したり、骨格矯正の施術を受けたりしなければならない。

　骨格矯正には、主に整体とカイロプラクティックという手法があり、それぞれ体の中心軸となる脊柱(背骨)や骨盤を中心に骨格バランスを矯正する。**骨格のバランスが整えば、周囲の筋肉にかかっていた負担も取り除かれる。**

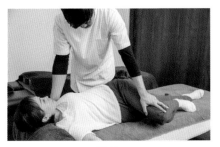

整体

体の中心となる骨盤や脊柱(頸椎・胸椎・腰椎)を整えるとともに筋肉のコリや緊張をほぐし、骨格の歪みやズレを矯正する手技療法。整体師の資格は民間資格であり、国家資格ではない。

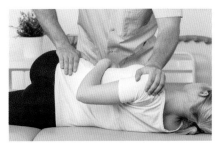

カイロプラクティック

脊柱を中心とした骨格矯正が目的の手技療法。基本的な施術内容は整体と大きく変わらない。整体との主な違いは西洋医学がベースであり、欧米諸国では医療行為として認められている。

骨格に歪みが生じる例❷：頸椎(ストレートネック)

パソコンモニターを凝視するようなデスクワークを日常的に長時間続けていると、頭部が前方に突き出て頸椎が伸ばされ、頭部や頸椎を支える筋肉に負担がかかる。頸椎まわりや上背部の筋肉は頭部の重さを支え続けることで疲労して緊張状態に。

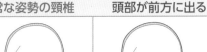

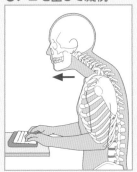

●アゴを出して凝視

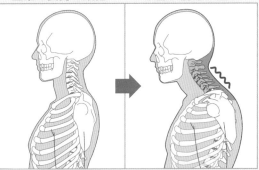

正常な姿勢の頸椎　　　頭部が前方に出る

筋肉痛のしくみと対策

筋肉痛の発症には、従来の定説とは異なる発症過程があることも分かってきている。

筋肉痛が起こるしくみ❶

運動による筋肉痛には、運動直後に起こる「早発性筋痛（そうはつせいきんつう）」と、運動後1〜2日経ってから起こる「遅発性筋痛（ちはつせいきんつう）」がある。早発性筋痛は、物理的なダメージ（筋膜の部分断裂など）や、代謝物（水素イオンなど）が筋肉内の痛み受容器を刺激して起こる筋肉痛であり、**一般的な筋肉痛とは、遅発性筋痛のことを指す。**

遅発性筋痛が起こるしくみは段階的。運動やトレーニングによって筋肉が強い力（筋力）を発揮すると、筋線維（筋細胞）に微細な損傷が生じ、そこから炎症反応が起こる。炎症が起こるとその反応過程でヒスタミンが分泌される。ヒスタミンには痛みを引き起こす作用があるため、炎症部分に痛みが出る。このような経路が遅発性筋痛の定説となっている。

筋肉痛が起こるしくみ❷

近年、遅発性筋痛に関して新しい説が発表されている。その説によれば、運動して筋肉が疲労すると、筋線維の細胞膜の透過性（気体・液体・溶質・イオンなどを通過させる性質）に異変が起き、クレアチンキナーゼ（筋肉の損傷に反応する酵素）やミオグロビン（酸素を運搬するタンパク質）といった本来は細胞から出ないはずの物質が血管の中に入っていく。

血管に入った物資に血管内皮細胞（ないひさいぼう）が反応し、ブラジキニンという発痛物質を分泌する。さらに分泌されたブラジキニンはそれを受容するタンパク質をもつ筋線維に作用することで、NGF（神経成長因子）というタンパク質をつくらせる。

NGFには神経の反応を高める働きがあるため、センシタイゼーション（神経過敏）が引き起こされる。つまり神経が過敏になることで、普段は感知できないレベルの痛みを、敏感に感じ取ってしまう、というわけである。

おそらく遅発性筋痛にも筋損傷をともなう場合と、ともなわない場合があり、ごく普通に起こる筋肉痛は後者であると考えられる（→P165上図）。

筋肉痛を回避する方法

運動による筋肉痛は、バーベルやダンベルを下ろすエキセントリック収縮（→1章P.38〜39）局面で負荷をかけると起こりやすくなるため、エキセントリックの負荷を低減することである程度抑制できる（→P.165下図）。

筋肉痛を発症するメカニズム

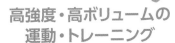

 定説
（筋損傷をともなう）

新説
（筋損傷をともなわない）

エキセントリック収縮 （ブレーキング動作）	高強度・高ボリュームの 運動・トレーニング

▼

筋損傷による 炎症反応が起こる	筋疲労によって 筋肉の機能が低下

▼

ヒスタミン などが分泌される	ブラジキニン などが分泌される

▼

NGF（神経成長因子）が生成され
感覚神経の感度を高める

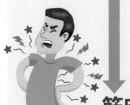

筋肉痛（遅発性筋痛）を発症

筋肉痛を回避するトレーニング

エキセントリック収縮局面
（下ろす動作）の負荷が
バーへの摩擦抵抗によっ
て低減するスミスマシン
は筋肉痛になりにくい。下
ろす動作でゴムが短く緩
み負荷が低減するチュー
ブトレーニングも筋肉痛
を回避しやすい。

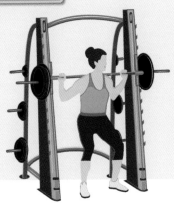
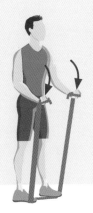

ウォーミングアップ

試合前に適切な準備を行うことによって、試合でのパフォーマンスを高められる。

筋温を上げて生体反応を活性

スポーツ競技の試合前（または練習前）に行う「ウォーミングアップ」の目的は、文字通り“体を温める”こと。激しく体を動かす前は、特に筋肉をしっかり温めることが重要となる。

体内で起こる化学反応には、温度に依存する性質（温度依存性）があり、温度が高くなるほど反応は速くなる。筋肉も適度に動かして収縮をともなう熱産生を促し、温度（筋温）を上げることで反応速度が高まる。

この性質を活かした準備方法がウォーミングアップであり、これを行うことによって試合のスタート時から本来の力を発揮することができる。

筋温は41度以上になるとタンパク質が変性して死んでしまうため、39度ぐらいが適温とされている。体を動かさず血流が悪い状態だと、筋温は30度ぐらいまで下がることもあるため、体を動かして筋温を上げることが効果的。筋温を10度上げると、筋収縮に関する生体反応は2.5倍もの速さになることがこれまでの研究でわかっている。つまり筋温を1度上げるだけでも反応速度は20％以上高まるということになる。

さらに、筋温を上げることは不均一な筋収縮による故障の防止という面でも有効である。

筋温を39度にする目安としては、ジョギングや動的ストレッチなどの軽い運動を10分程度という研究データがあ

ウォーミングアップの目的

● 筋温を39度ぐらいまで高める
血流を促して筋肉を温め、生体反応の速度を高める。

● 関節可動域を広げる
筋肉や筋膜、結合組織をほぐして関節を大きく動かせる状態にする。

● 筋力発揮速度を高める
瞬時に強い力を発揮する動きを行うことで神経反応を高める。

● 競技動作・専門技術の確認
試合に入れるコンディションで競技動作や技術的課題を最終確認。

● ケガを防止する
全身的に滑らかな動作が可能となりケガの防止につながる。

る。ただし、これは気温20度前後のデータなので、気温が高い場合は時間を短くする。必要以上に時間をかけて無駄な体力を消耗しないことも大切。

ダッシュやジャンプなどの瞬発的な運動（アクティブウォームアップ）はある程度筋温を上げてから実施する。

また、静的ストレッチを行う場合は、逆に筋温を上げる運動の前に行う。ストレッチには筋肉をほぐすだけでなく、血流を促して筋温を上げる効果もあるが、やりすぎると筋力が一時的に低下するリスクがあるので注意して行う（→1章P.58）。

ウォーミングアップの段階的実施

実施順 1 静的ストレッチ

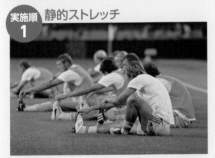

ウォーミングアップでは最初に行う。関節の可動域を広げ、ケガを予防する効果もあるが、やりすぎると筋力の低下につながるので注意。各部位を適度に10～20秒程度伸ばせば良い。瞬発系の競技なら動的ストレッチのみでも可。

実施順 2 動的ストレッチ

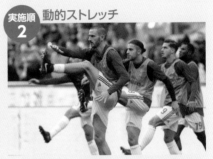

上体や手足を大きく振ったりひねったりして全身の筋肉を伸ばしていく。伸張反射が小さいため筋力低下のリスクがない。エアロビック運動として筋温・体温を高める効果もある。ジョギングしながら行われる場合も多い。

実施順 3 アクティブウォームアップ

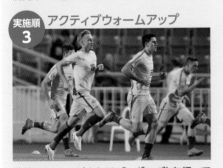

動的ストレッチ（またはジョギング）を行って筋温を高めた後、ダッシュやジャンプといった瞬発系運動を疲労が残らない程度で実施する。神経反応が速くなり、筋力の発揮速度も高まる。筋温を高める目的で行うジョギングもアクティブウォームアップに含める場合もある。

実施順 4 競技動作練習

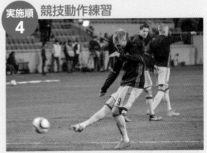

試合に入れるコンディションが整ったら試合を想定して技術練習に移行する。サッカーやバスケならシュート練習やパス交換、野球なら投球・守備・打撃の練習、テニスや卓球ならサーブ練習やラリーの打ち合い、ボクシングならミット打ちなどを疲れない程度に行う。

クールダウンと運動後のケア

試合や激しい練習を終えた後は身体のダメージを取り除く迅速なケアが重要となる。

筋肉の疲労を速やかに除去

運動直後に行う「クールダウン」では、次の試合やトレーニングに向けてのより速やかな疲労の回復が目的。運動による筋肉の疲労を取り除くには、血液の循環を促進させることが最も重要となる（→P.158〜163）。

クールダウンでは、まずストレッチを行うのが基本となる。運動やトレーニングで筋肉に強い負荷がかかると筋線維に微細な損傷が生じて炎症が起こ

クールダウンの目的

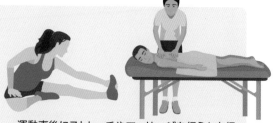

- ●筋疲労を緩和する
- ●筋力を回復させる
- ●筋肉の分解を防ぐ

運動直後にストレッチやマッサージを行うと血行が促進し、筋疲労や筋肉痛をある程度抑えられる。

運動直後の軽い運動が筋疲労の回復を早める

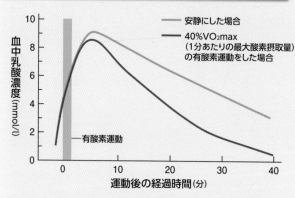

血中乳酸濃度（mmol/l）／運動後の経過時間（分）

- 安静にした場合
- 40%VO₂max（1分あたりの最大酸素摂取量）の有酸素運動をした場合

有酸素運動

激しい運動で上昇した血中乳酸濃度は、40%VO₂max程度の有酸素運動を運動後に行うと減少する速度が速くなる。これにともない疲労物質の除去も早くなると考えられる。

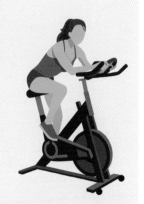

運動直後に行う軽い運動としてはジョギングやバイクマシンが最適。

り、過剰な免疫反応で炎症はさらに亢進する。しかし、**運動直後にストレッチを行って筋肉を伸ばすと血流が促され、免疫反応の終息を早められる。**入浴で体を温めたり、マッサージしたりするのも同様の効果がある。

運動のボリュームが大きく、代謝的な疲労が強い場合は、軽度の運動を行うのも効果的。激しい運動の後は筋肉内に疲労物質が蓄積し、筋肉の機能が低下している（→P.156～157）。このような状態では血中の乳酸も増えているため、乳酸自体は疲労物質ではないものの、疲労物質とともに増減する血中の乳酸濃度が疲労物質の蓄積をチェックする目安となる。

運動後に最大酸素摂取量（1分あたり）の40％（40％VO₂max）程度の低強度で有酸素運動を行うと、血中の乳酸濃度の減少は早まるということがこれまでの研究でわかっている。これは乳酸が筋肉や心臓のエネルギー源として使われるためである（→P.172～173）。

ただし、乳酸の生成量が急激に増える強度（乳酸性作業閾値：LT）を超えて有酸素運動を行うと、こうした効果は得られなくなる。

筋疲労回復のための栄養補給

運動後の速やかな栄養補給も筋肉の疲労回復において有効となる。まず運動直後に糖質を摂るとインスリンの分泌が促され、筋タンパク質合成が活性化する。さらに、BCAA（→6章P.186～187）などのアミノ酸を運動直後に摂ることで、筋肉の分解を抑制し、タンパク質の合成を促進できる。

また、抗酸化物質であるビタミンC・Eやポリフェノールなどは筋疲労や筋力低下の回復を早めることがこれまでの研究によって確認されている。

回復を早める運動後の栄養補給

アミノ酸・タンパク質

運動直後に消化吸収の速いBCAAなどのアミノ酸を摂ると筋肉の分解が抑えられ、筋力の回復も早まる。ロイシン（BCAAの一種）は直接筋タンパク質合成を促す。

ビタミンC・E

抗酸化ビタミンであるCとEを運動直後に摂ると筋力の回復が早くなり、筋肉痛を増長する活性酸素も抑制できる。

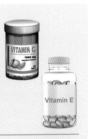

糖質

運動直後に糖質を摂ることでエネルギー源である筋グリコーゲンが補給される。さらにインスリンを介して筋タンパク質合成が促進する。

ポリフェノール

植物成分のポリフェノールも強い抗酸化作用があり、筋疲労や筋力の回復を早める。赤ワインやりんご、緑茶、コーヒーなどに多く含まれる。

休養とマッスルメモリー

一度太くなった筋肉はトレーニングを休んでも「太くなりやすい状態」が維持される。

短い休養なら筋肉は衰えない

　毎週行っているトレーニングを中断することを「ディトレーニング」という。高負荷のトレーニングを続けていると疲労が慢性化し、トレーニング効果も停滞してしまうことがある。こうなった場合はトレーニングを休んで疲労を完全に回復させたほうが良い。

　これまでの研究で、**筋力は10日休むと落ち始める**ことが確認されている。つまり1週間程度の休みであれば問題はない。また、軽度な疲労であれば、**セット数や実施回数を段階的に減らす**「テイパーリング」も有効となる。休養は適切なタイミングで取れば、筋肉の衰えにはつながらず、逆にトレーニング効果を高めることにつながる。

筋肉がつきやすい状態を保存

　もう少し長期的な休養になると、筋肉特有の性質が見えてくる。トレーニング初心者が3カ月間トレーニングを行った場合、筋力は15～20%程度アップする。そこでトレーニングを止めると筋力はだいたい3カ月で元に戻る。

　しかし、長年トレーニングを続けていると、筋力が衰える速度はゆるやかになり、3カ月休んだだけで元の筋力まで落ちるということはない。さらに、トレーニングを中断する前の筋力や（筋肉の）サイズまで比較的短期間で戻すことができる。これは**筋肉に「マッスルメモリー」とよばれる記憶力があるため**。そのしくみは筋線維（筋細胞）の細胞核にあると考えられる。

筋線維の細胞核は一度増えたら残り続ける

太くなった筋線維

筋線維は大きくなるとともに細胞核が増える。ひとつの核が支配できる領域には上限があるため細胞核の数が増えるほど筋線維全体で支配できる領域（サイズ）は大きくなる。

細くなった筋線維

トレーニングを休むことによって筋線維が細く衰えても細胞核の数はそれほど減少しないため、トレーニングを再開すれば比較的短期間で元の太さに戻すことができる。

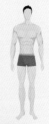

細胞核

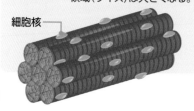

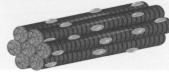

筋線維が一定のレベルを超えて太く成長する際、細胞核の数が増える。これは核が支配できる領域には限界があり、その限界で規定されるサイズを超えて筋線維が太くなるには核の数を増やす必要があるためである。（→２章P.66〜67）。これまでの研究では、**トレーニングを止めて筋肉が細くなって**も、一度増えた細胞核の数はそれほど減らず、10年間程度は残り続けると見られている。つまりトレーニングを止めても10年前後はマッスルメモリーによって"筋肉が太くなりやすい状態"がキープされているということである。筋肉のこうした性質を上手く利用するのもカラダづくりでは重要となる。

ディトレーニングとテイパーリング

ディトレーニング

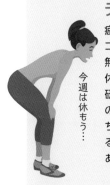

今週は休もう…

疲労の蓄積を感じていたり、コンディション不良の時は、無理をせずトレーニングを休むことも大切。これまでの研究において筋力は10日間のトレーニングの中断で落ちはじめることがわかっているため、1週間程度の休養であればリスクはない。

テイパーリング

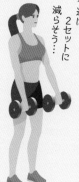

今週は2セットに減らそう…

休養するほどではない軽い疲労を感じている時などは、トレーニングのボリューム（実施する種目数やセット数）を減らして、筋力を維持しながら疲労を回復させる。競技者であれば筋トレする時間を減らす分、技術練習の時間などを増やしても良い。

ディトレーニングの筋力への影響

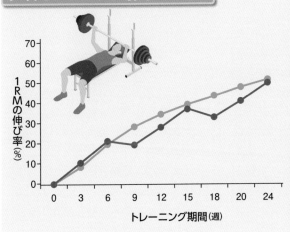

1RMの伸び率（%）

トレーニング期間（週）

ベンチプレスのトレーニングを24週間休まず毎週続けて行ったグループ（━●━）と、6週間のトレーニング後に3週間の休養を取るサイクルを3回繰り返した（計24週間）グループ（━●━）のベンチプレスの1RM筋力をそれぞれ計測。トレーニング開始時と比較した筋力の伸び率は、両グループでほとんど差がなかった。（━●━の休養期間の筋力は一時的に低下したが、トレーニングを再開するとすぐに回復した）

171

エネルギー源となる乳酸

乳酸は長い間疲労物質と認識されていたが、エネルギー源であることが確認された。

乳酸は疲労物質ではない

乳酸は長い間ずっと運動による疲労を引き起こす原因と認識されていた。実際に激しい運動やトレーニングを行うと血中の乳酸濃度が高まり、筋肉内にも乳酸が蓄積する。これが「乳酸＝疲労物質」とする説の決め手となっていた。しかし、近年の研究によって**乳酸は疲労物質ではなく、筋肉のエネルギー源となる中間代謝産物である**との見方が強くなっている。（※乳酸が筋肉内に蓄積すると細胞内をやや酸性に傾けるため、筋疲労とまったく無関係というわけではない）

ただし、血中乳酸濃度が下がることを疲労回復の目安とする状況は以前と変わっていない。その理由は、乳酸自体は疲労に直接関わる物質ではないものの、血中乳酸濃度の低下が、血液循環により筋活動にともなって生成されたさまざまな代謝物が回収されたことを示す目安となるため（→P.168〜169）。乳酸の生成量が一気に増える乳酸性作業閾値（LT）が疲労発生の指標とされているのも、エネルギー容量の小さな無酸素性代謝の開始を示すためである。

筋肉内に蓄積する疲労物質※の量を測定するのは難しいため、血中乳酸濃度の測定が現在も重宝されている。

乳酸は二次的なエネルギー源

乳酸は糖質であるグルコースが分解される過程で生成される中間代謝産物。速筋線維で解糖系の無酸素性エネルギー代謝が大量に行われると、筋肉内に乳酸が蓄積する（→2章P.78〜79）。しかし、生成された乳酸はミオシンの反応を阻害して筋力を低下させることはなく、その意味で疲労物質ではない。

速筋線維のエネルギー代謝で生成された乳酸は、筋肉から出て血管に入り、静脈を通じて心臓に送られる。そこで**一部の乳酸が心筋（心臓を構成する筋肉）のエネルギー源として代謝される。**

また、乳酸は同じ筋肉にある遅筋線維や、別の筋肉の遅筋線維に取り込まれ、酸化系の代謝経路で分解される。

このように血流で運ばれた乳酸がエネルギーとして消費されることで血中の乳酸濃度は低下する。

もうひとつ、乳酸は糖新生（乳酸、ピルビン酸、アミノ酸などからD-グルコースを作り出す経路）によって肝臓に取り込まれ、エネルギー源のひとつである肝グリコーゲンとなる。

このように乳酸はエネルギー源として多様な経路で代謝されるため、激しい運動の後に血中乳酸濃度が上昇しても30分程度で運動前の濃度に戻る。

　※筋肉に蓄積する疲労物質は、主にリン酸、ADP（アデノシン二リン酸）、水素イオンなど

乳酸は骨格筋の遅筋線維や心筋のエネルギー源となる

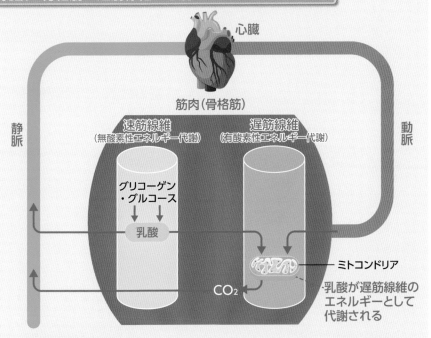

心臓

筋肉（骨格筋）

速筋線維
（無酸素性エネルギー代謝）

遅筋線維
（有酸素性エネルギー代謝）

静脈

動脈

グリコーゲン
・グルコース

乳酸

ミトコンドリア

CO_2

乳酸が遅筋線維の
エネルギーとして
代謝される

速筋線維における解糖系のエネルギー代謝で生成された乳酸は血液に入り、静脈を通して心臓まで運ばれ、心筋のエネルギーとして利用される。さらに動脈を通って筋肉へと運ばれ、遅筋線維のエネルギー源として代謝される。また、速筋線維から同じ筋肉の遅筋線維に直接取り込まれて代謝される経路もある。
（※乳酸の細胞からの放出や取り込みには「輸送担体」というタンパク質が働いている）

乳酸からグリコーゲンを合成する糖新生

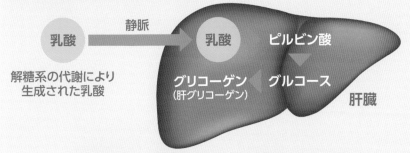

乳酸

静脈

乳酸

ピルビン酸

解糖系の代謝により
生成された乳酸

グリコーゲン
（肝グリコーゲン）

グルコース

肝臓

肝臓では血中の乳酸を取り込み、ピルビン酸からグリコーゲンの
合成に至るまで、解糖系とはほぼ逆の反応（糖新生）が起こる。※

※糖新生は解糖系の完全に逆の反応ではなく、TCA回路の一部を迂回する経路をたどる

肉離れのしくみと原因

筋肉のケガとして発症する肉離れは、筋線維の一部が切れる筋断裂とは症状が異なる。

肉離れは筋膜の損傷

　筋肉は、結合組織である膜（筋膜）が階層的に筋線維や筋束、さらに筋肉全体を外側から覆うことで強固な構造となっている（下図）。

　しかし、筋肉が想定外の強い力で引き伸ばされたり、大きな負荷を局所的に受けたりすると、筋膜が切れたり破れたりすることがある。この**筋膜の損傷がいわゆる「肉離れ」**である。これは筋肉の中央部よりも両端の細い筋腱移行部で起こりやすい損傷となる。

　重度の肉離れは、筋断裂として扱われることもあるが、基本的に筋断裂とは筋線維が断裂（または部分断裂）する損傷を指す。そのほか筋挫傷は打撲による腫れや内出血などの症状を指す。

　肉離れはさまざまなケースで起こるが、特に**エキセントリック収縮のブレーキ動作（→1章P.39）で大きな力が不均一にかかると起こりやすくなる**。ほかにも筋肉が疲労した状態、筋温が低い状態などでも起こりやすくなる。

　太もも裏のハムストリングで肉離れが多いのは、太もも前面の大腿四頭筋に比べて筋力が弱いため。陸上競技の短距離選手などはハムストリングを発達させることで走力を高めるとともに肉離れの発症を抑制している。

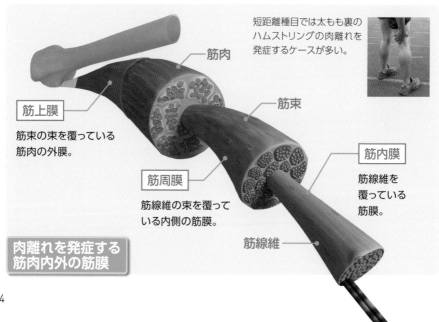

短距離種目では太もも裏のハムストリングの肉離れを発症するケースが多い。

筋肉

筋上膜
筋束の束を覆っている筋肉の外膜。

筋束

筋内膜
筋線維を覆っている筋膜。

筋周膜
筋線維の束を覆っている内側の筋膜。

筋線維

肉離れを発症する筋肉内外の筋膜

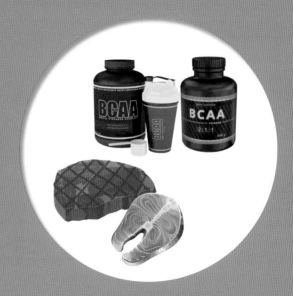

筋肉をつくる栄養素

筋肉を太くするには筋肉の材料となるタンパク質が必要。
タンパク質の摂取は、摂取する量やタイミングが重要であり、
状況によってはプロテインなどのサプリメントも有効となる。

必須アミノ酸と非必須アミノ酸

身体をつくっているタンパク質は、20種類のアミノ酸で構成されている。

体内で作れない必須アミノ酸

食事から摂取したタンパク質は、アミノ酸や短いペプチドに分解されてから小腸の上皮細胞で吸収され、肝臓へと運ばれる。

肝臓でアミノ酸はタンパク質として再合成されたり、体内の「アミノ酸プール」として血中に放出されたりする。

アミノ酸プールとは、いわゆるアミノ酸の貯蔵庫。タンパク質合成に必要なアミノ酸をいつでも使えるように一定量をストックしている。プールといっても特定の場所を指すわけではなく、体内にある「遊離アミノ酸」(他の物質

と結合していない必須アミノ酸と非必須アミノ酸)を総称した言葉である。

体内でアミノ酸プールとなっているのは、主に筋肉(骨格筋)の細胞(筋線維)と血液。なかでも**最大の貯蔵庫は骨格筋**であり、個人差はあるものの、筋肉1kgあたりに3〜4g程度の遊離アミノ酸が存在するといわれている。

筋肉は常に分解と合成を行っているため(→2章P.62〜63)、**アミノ酸プールのアミノ酸がタンパク質の材料として使われた場合、減った分のアミノ酸は食事や筋肉の分解によって随時補充される。**

必須アミノ酸と非必須アミノ酸

必須アミノ酸(9種類) ※体内で合成できない		非必須アミノ酸(11種類) ※体内で合成できる	
	バリン		アルギニン
	ロイシン		グリシン
	イソロイシン		アラニン
	メチオニン		セリン
	リジン		チロシン
	フェニルアラニン		システイン
	トリプトファン		アスパラギン
	スレオニン		グルタミン
	ヒスチジン		プロリン
			アスパラギン酸
			グルタミン酸

アミノ酸スコア100を選ぶ

筋タンパク質合成の材料となるタンパク質は、食事から摂取する必要がある。必須アミノ酸は体内で合成できないため、優先的に摂るのは必須アミノ酸ということになる。したがって、食事からタンパク質を摂っても必須アミノ酸の含有バランスが悪い食品では不十分。9種類の必須アミノ酸をバランス良く摂取するためには「アミノ酸スコア」が100点の食品(→P.179上図)を選ぶことが重要となる。

タンパク質の評価＝アミノ酸スコア100の食品

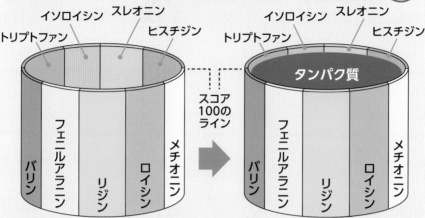

アミノ酸スコアが100の食品は、必須アミノ酸がひとつも不足することなく含まれていて、アミノ酸のバランスが完全な状態。

すべての必須アミノ酸をバランス良く摂取することにより、筋肥大の材料となるタンパク質を筋肉に対して十分に供給することができる。

タンパク質の評価＝アミノ酸スコアが低い食品（一例）

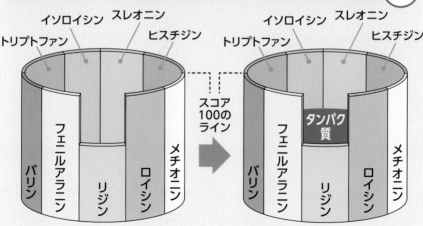

必須アミノ酸の中でリジンの含有量が不足している。アミノ酸スコアが低い食品は、含まれている必須アミノ酸のバランスが不完全。

必須アミノ酸の一部がスコア100に満たない場合、最も不足しているアミノ酸のスコアレベルまでしか筋タンパク質合成の材料にならない。

食品のアミノ酸スコア

タンパク質の含有量が多い食材でも、アミノ酸スコアが100に満たない食品もある。

良質なタンパク質の基準

　肉や魚、大豆食品、卵、乳製品など、タンパク質は数多くの食材に含まれている。しかし、食材を選ぶ際はタンパク質の含有量を見るだけでは不十分。良質なタンパク質かどうかを見分けるための評価基準として、「**アミノ酸スコア**」(→P.176～177) がある。

　アミノ酸スコアとは、体内で合成できない必須アミノの含有率を算出して点数化したもの。**アミノ酸スコアが100点の食材は、9種類の必須アミノ酸がバランス良く含まれている**ため、非常に良質なタンパク源となる。

大豆も良質なタンパク源

　FAO（国際連合食糧農業機関）およびWHO（世界保健機関）が算出したアミノ酸スコア（→P.179上図）を見ると、**牛肉・豚肉・鶏肉はいずれもアミノ酸スコアが100点となっている。同様に魚類や卵（卵白）、牛乳のスコアも100点**（※魚介類のイカやタコ、エビ、カニ、貝類のアミノ酸スコアは、いずれも魚類より低い70～80点程度となっている）。

　さらに、**大豆（大豆タンパク）は植物性食品でありながら、スコア100点**となっている（※大豆のアミノ酸スコアは当初86点となっていたが、1985年に基準値が見直され、100点の評価に改訂された）。ただし、炭水化物である精白米（61点）や小麦粉（42点）はともに低めのスコアである。

　大豆食品は高タンパクかつ安価で利点が多い食材といえるが、食物繊維を含むため、肉類や魚類に比べて消化吸収に時間がかかるという難点もある。

新基準のアミノ酸スコア

　アミノ酸スコアには、1990年にWHOが発表した「**PDCAAS**」（**タンパク質消化吸収率補正アミノ酸スコア**）という別の評価方法があり、アメリカなどでは従来のアミノ酸スコアに代わる新たな評価基準として定着している。

　PDCAASでは、評価基準に消化吸収性が加味され、アミノ酸の含有バランスだけでなく、摂取したタンパク質がどれだけ消化吸収され、体内において利用されるかを評価している。

　プロテインの原料となる乳タンパク（ホエイ、カゼイン）や分離大豆タンパクは満点評価。食材では卵や牛肉と並んで、大豆タンパクがこちらの評価基準でも高いスコアとなっている（→P.179下図）。

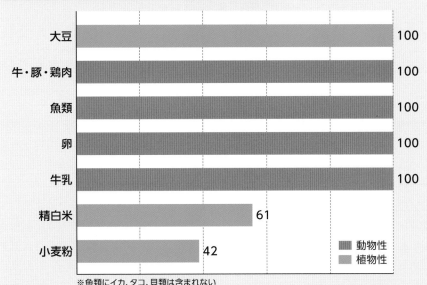

動物性&植物性タンパク質のアミノ酸スコア

食品	スコア
大豆	100
牛・豚・鶏肉	100
魚類	100
卵	100
牛乳	100
精白米	61
小麦粉	42

■ 動物性
■ 植物性

※魚類にイカ、タコ、貝類は含まれない

(1985年:FAO(国際連合食糧農業機関)/WHO(世界保健機関)/UNU(国連大学)による評価データ)

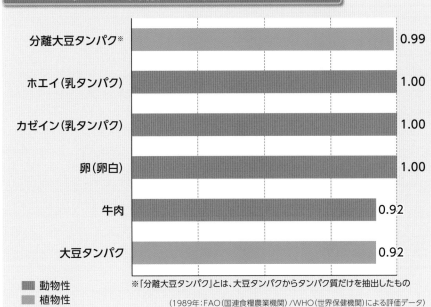

PDCAAS(タンパク質消化吸収率補正アミノ酸スコア)

食品	スコア
分離大豆タンパク※	0.99
ホエイ(乳タンパク)	1.00
カゼイン(乳タンパク)	1.00
卵(卵白)	1.00
牛肉	0.92
大豆タンパク	0.92

■ 動物性
■ 植物性

※「分離大豆タンパク」とは、大豆タンパクからタンパク質だけを抽出したもの

(1989年:FAO(国連食糧農業機関)/WHO(世界保健機関)による評価データ)

タンパク質の摂取タイミング

タンパク質は摂取するタイミングによって筋タンパク質合成の反応をより高められる。

食事がタンパク質合成を高める

体内では筋肉の合成と分解が常時行われているが（→2章P.62〜63）、さらに近年の研究によって、体内でタンパク質の合成が高まると、自動的に分解が抑えられるというメカニズムがあることがわかってきた。どちらかが「オン」になるともう一方は「オフ」になる、というスイッチのようなしくみになっていると考えられる。

激しい運動やトレーニングを行うと筋肉の中ではタンパク質の分解が進行するが、運動後にタンパク質の合成が高まるにつれて分解が抑制される。

タンパク質合成のスイッチをオンにする刺激に関して、まだすべてが解明されたわけではないが、どうやら食事をするだけでもタンパク質の合成が高まることが明らかになってきている。

食事を摂ると一時的に合成は高まるが、時間の経過とともにだんだん反応が低下し、ある時点で分解が合成を逆転して上回る状態に入る。そこからまた食事を摂ると合成が高まって分解が抑えられる。日常生活ではそのような状態が繰り返されている。

すなわち筋肉を太く成長させるためには、筋肉の合成が高まっている時間を長くすることが有効となる。そのための最も単純な方法は、間食を摂って食事の回数を増やすことである。

間食の内容に関しては、ボディビルダーの食事のように1日5〜6食にしてこまめにタンパク質を摂ると、合成優位の時間を長くするとともに、1日トータルのタンパク質摂取量を増やすことにもつながるが、糖質を摂るだけでもインスリンが分泌されることでタンパク質の合成は高まることが実験（対象は30歳以下）によって確認されている。しかし、50歳以上を対象に同じ実験を行ったところ、糖質だけでは合成が高まることはなかった。これはインスリンに対する感受性の低下などが原因と考えられる。

トレーニング終了直後

トレーニングの後にプロテインなどで速やかにタンパク質を摂るとタンパク質合成をより高めることができる。これまで行われた研究では、トレーニング終了後30分以内に摂ることが有効とする報告が多いようである（→P.181下図参照）。「30分」という時間はひとつの目安であり、「なるべく早く」という意味でとらえれば良い。

特に必須アミノ酸のひとつであるロイシンを摂るとタンパク質の合成はぐ

んと高まるため、ロイシンを多く含む BCAA（→P.187）のサプリメントなどを活用するのも効果的となる。

朝食でタンパク質と少量の糖質を摂るだけでタンパク質合成のスイッチを入れられる。

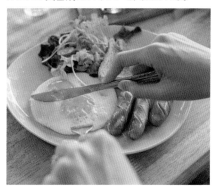

起床後の朝食時

もうひとつタンパク質を摂取するタイミングとして有効となるのが朝食時である。就寝中は食事を摂れないため、起床時は筋肉のタンパク質分解が進行している。**朝食でタンパク質とちょっとした糖質を摂るだけでも、合成反応を刺激することができる。**さらに朝食には、ホルモンや自律神経の活動をコントロールする概日リズム（体内時計）を整える効果もある。

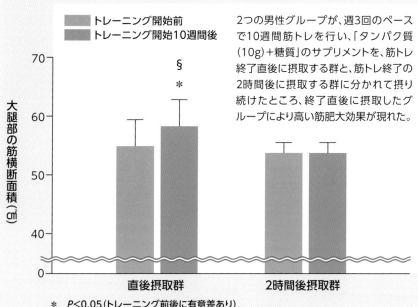

トレーニング終了直後のタンパク質摂取効果

トレーニング開始前
トレーニング開始10週間後

大腿部の筋横断面積（㎠）

§
＊

70

60

50

40

0

直後摂取群　　　　　2時間後摂取群

2つの男性グループが、週3回のペースで10週間筋トレを行い、「タンパク質（10g）＋糖質」のサプリメントを、筋トレ終了直後に摂取する群と、筋トレ終了の2時間後に摂取する群に分かれて摂り続けたところ、終了直後に摂取したグループにより高い筋肥大効果が現れた。

＊　$P<0.05$（トレーニング前後に有意差あり）
§　$P<0.01$（群間の変化に有意差あり）

（出典：「Esmarckら,2001」より引用改変）

第6章 筋肉をつくる栄養素

タンパク質の摂取量

一度に大量のタンパク質を摂取しても、筋肉の材料となるタンパク質量には上限がある。

体重と運動習慣から算出

筋肥大するためには、筋肉の材料となるタンパク質の摂取が不可欠となる。しかし、タンパク質を多く摂るほど筋肉が大きくなるというわけではない。一般的に1年間に増やすことができる筋肉の量は、頑張っても3～5kg程度といわれている（※筋肥大に目的を特化したボディビルダーであれば1年間で10kg以上増える場合もある）。

厚生労働省が発表している『日本人の食事摂取基準（2015年版）』を見ると、**成人男性（一般的な体格）のタンパク質摂取推奨量は、1日あたり60g（女性は50g）**となっている。これは体重1kgあたり1g程度のタンパク質を摂る必要があるということ。スポーツや筋力トレーニングを行っている人ならもう少し多く1.5g程度摂取したほうがトレーニング効果は高くなる。

筋肉量を増やす必要のある競技のアスリートであれば、体重1kgあたり2g程度のタンパク質を摂っている。さらに、ボディビルダーであれば3g以上摂っている選手も少なくない。

トレーニングを行っている体重60kgの男性が体重1kgあたり1.5gのタンパク質を摂る場合、1日の摂取量は90gとなる。これは3食をバランス良く食べて、トレーニング後にプロテインを飲めば無理なくクリアできる。

筋トレ後の摂取は20～40g

アミノ酸プール（→2章P.62～63）に貯蔵されるアミノ酸の量には限度があるため、**タンパク質を一度にたくさん摂っても余剰分は筋肉の材料にならない。**タンパク質は小分けにして摂るほうが、1日の摂取量が同じでもトータルとしての筋肥大効果は高くなる。

1回のタンパク質摂取量は状況によって異なるが、1日に体重1kgあたり1.5～2gのタンパク質を摂る場合は、1食で20～30gを摂る必要がある。

また、トレーニング後に摂取するタンパク質の量については、20g以上摂っても筋タンパク質合成の反応がさらに高まることはないという研究報告もある（→P.183下図参照）。

しかし、この実験では被験者が1部位のトレーニングしか行っていなかった。被験者が複数部位のトレーニングを行った別の実験では、40g摂取することで合成反応がさらに上昇したと報告されている。この結果は、**トレーニングの対象となる筋肉が増えた分、合成されるタンパク質の摂取量を増やすのが良い**ということを示している。

筋肥大を目指す場合の1日あたりのタンパク質摂取量（目安）

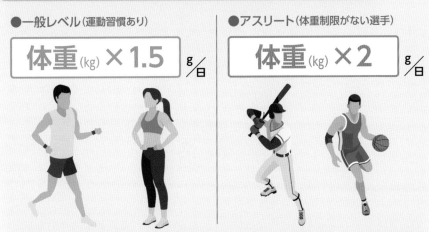

●一般レベル（運動習慣あり）

体重 (kg) × 1.5　g／日

●アスリート（体重制限がない選手）

体重 (kg) × 2　g／日

栄養学やこれまでの研究データなどを総合すると、1日あたりの理想的なタンパク質摂取量は、アスリート（筋肉量を増やす必要がある選手の場合）であれば「体重×2倍」といわれている。一般レベル（運動習慣あり）でも筋肥大するためには「体重×1.5倍」程度が必要とされる。

タンパク質摂取量と筋タンパク質合成反応の関係

男性6人が筋トレ終了直後にタンパク質をそれぞれ0g（摂取なし）、5g、10g、20g、40gを摂取して筋タンパク質合成反応のレベルの変化を計測したところ、摂取量が20gを超える量になると、タンパク質の合成反応速度はあまり変わらないという結果が示された。ただし、この実験では被験者が1部位のトレーニングしか行わなかったため、「20g」という摂取量は筋肥大するために最低限必要なレベルととらえたほうが良い。

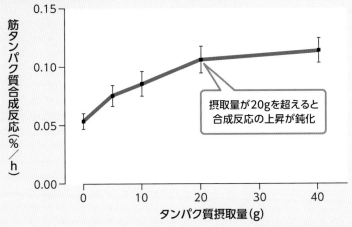

縦軸：筋タンパク質合成反応（％／h）　横軸：タンパク質摂取量(g)

摂取量が20gを超えると合成反応の上昇が鈍化

（出典：「Mooreら、2009」より引用改変）

プロテインのサプリメント

プロテインやアミノ酸のサプリメントは、商品タイプによって異なる特徴がある。

多種多様なプロテイン

　プロテインは手軽にまとまった量のタンパク質を摂取できるサプリメント。消化吸収が速く、タンパク質に特化しているため余分なカロリーを摂らずに済むのも大きな利点となる。市販されているプロテインは、主に牛乳からタンパク質を抽出した「ホエイプロテイン」「カゼインプロテイン」と、大豆からタンパク質を抽出した「ソイプロテイン」の3つに分けられる。

　ホエイプロテインは牛乳に含まれるホエイタンパク（乳清タンパク）を抽出した標準タイプのプロテイン。それに対し、カゼインプロテインはチーズの主成分であるカゼインを抽出しているため、消化吸収に時間がかかる。

プロテインとアミノ酸系のサプリメント

ペプチド

ペプチドは2〜10個程度のアミノ酸が結合したもの。結合構造によって抗酸化作用など特有の機能をもつペプチドがあり、サプリメントも機能的な効果を狙った商品が多い。

プロテイン

プロテインはタンパク質と同義語。タンパク質の摂取を目的としたサプリメントであり、筋肥大に効果的。特有の機能をもったペプチドを配合しているプロテインも増えている。

アミノ酸

タンパク質の最小単位。人体を構成するアミノ酸は20種類。体内で合成できる非必須アミノ酸と合成できない必須アミノ酸がある。サプリメントでは主に必須アミノ酸を配合。

ホエイプロテイン

牛乳に含まれるホエイタンパク（乳清タンパク）を抽出したプロテイン。タンパク質を摂取するサプリメントとして最も一般的で商品の種類が多い。

カゼインプロテイン

牛乳に含まれるカゼインタンパクを抽出したプロテイン。カゼインはチーズの主成分。ホエイに比べて消化吸収に倍以上の時間がかかる。

ソイプロテイン

大豆に含まれるタンパク質を抽出したプロテイン。植物性タンパク質を効率良く摂取できる。BCAAが少なくカゼインより消化吸収に時間がかかる。

WPI（分離乳清タンパク質）

タンパク質以外の成分がほぼ除去された高濃度のホエイプロテイン。タンパク質含有率の高さが大きな特長となっている。

WPC（濃縮乳清タンパク質）

牛乳に含まれる乳糖（糖質）を残しているホエイプロテイン。タンパク質含有率はWPIよりやや低い。牛乳が苦手な人には不向き。

さらにホエイプロテインは製法によって、タンパク質含有率が高いWPI（分離乳清タンパク質）とWPC（濃縮乳清タンパク質）に分類される。

アミノ酸サプリメントの利点

アミノ酸のサプリメントは、タンパク質を構成するアミノ酸の中でも、体内で合成することができない9種類の必須アミノ酸に特化した商品が中心。「総合アミノ酸」は、必須アミノ酸にアルギニンなど特定のアミノ酸をプラスして配合したサプリメント。9種類

の必須アミノ酸のみを配合したタイプは「EAA」という別の種類になる。

さらに、筋肉をつくるタンパク質の主成分である分岐鎖アミノ酸（バリン、ロイシン、イソロイシン）に絞って配合した「BCAA」（→P.186～187）という種類のサプリメントもある。

タンパク質の最小単位であるアミノ酸を摂取できるアミノ酸サプリメントは、プロテインよりさらに消化吸収が速いという長所がある。ボディビルダーなどは、摂取するタイミングによってプロテインやアミノ酸のサプリメントを効果的に使い分けている。

総合アミノ酸

EAA＋アルギニン、グルタミン、クレアチンなど

※「総合アミノ酸」のサプリメントは、EAA（9種類の必須アミノ酸）にアルギニン、グルタミン、シトルリンなど特定のアミノ酸をプラスしたものが主流。さらにビタミンやミネラルを配合したものもある。

EAA（必須アミノ酸）

- リジン
- メチオニン
- フェニルアラニン
- スレオニン
- ヒスチジン
- トリプトファン※

BCAA（分岐鎖アミノ酸）

- バリン
- ロイシン
- イソロイシン

※アメリカではトリプトファンのサプリメントの摂取で好酸球増加などの健康被害が出たことからトリプトファンの販売が禁止になっている。アメリカ製のEAAサプリメントにはトリプトファンが含まれていない（※日本では危険性が認められていない）。

HMB（β-ヒドロキシ-βメチル酪酸）

「HMB」は分岐鎖アミノ酸のひとつであるロイシンの代謝産物であり、HMB1gを生成するために約20gのロイシンが必要といわれている。ロイシンにはmTORシグナル伝達系（→2章P.64～65）を活性化する作用があり、その作用を担っているのがHMBだとされている。

BCAA（分岐鎖アミノ酸）

体内で合成できない必須アミノ酸の中でも筋肉にとって特に重要なのが分岐鎖アミノ酸だ。

筋肉の分解と筋疲労を抑制

「BCAA」とは、バリン、ロイシン、イソロイシンという３種類の必須アミノ酸の総称。分子構造から分岐鎖アミノ酸とよばれ、筋肉を構成するタンパク質のアミノ酸総量のうち約35％を占めている。BCAAのサプリメントはアミノ酸であるため消化吸収が速く、だいたい30分程度で吸収される。

運動やトレーニングでエネルギー源の筋グリコーゲンやグルコースが消費されると、筋肉のタンパク質（筋タンパク質）が分解され、生成されたBCAAが二次的なエネルギー源として代謝される。しかし、トレーニング前（またはトレーニング中）にサプリメントでBCAAを摂っておけば、血液中のBCAA濃度が高まり、筋タンパク質の分解経路（ユビキチン-プロテアソーム系）を阻害して筋肉の分解を抑制することが、これまで行われた研究によって確認されている。

それだけでなく**トレーニング終了後にBCAAを摂ると、筋力低下や筋疲労の回復を早める効果があることもわかってきた**（→P.187下図）。その後の研究でも、BCAAには遅発性筋痛（筋肉痛）を緩和する作用があることも示された（Shimomuraら,2006）。

また、ロイシンとイソロイシンには、筋肉にグルコース（ブドウ糖）を取り込む作用を促進するインスリンと同様の働きがあり、筋グリコーゲンの枯渇による筋肉の分解も抑制する。

ロイシンによる筋肥大効果

BCAAの中でもロイシンは直接mTORシグナル伝達系を活性化する働きをもっていて、メッセンジャーRNAをもとにタンパク質が合成される翻訳過程を促進する。ロイシンの代謝産物であるHMB（→P.185図参照）はさらにその効果が高い。

筋肉の分解を抑えるだけでなく、合成を促進する働きも併せもっているBCAAは、筋肥大を目指すうえで特に摂取効果が高い栄養素といえる。

近年はBCAAサプリメントの人気も高まっているが、本来BCAAは筋タンパク質に含まれているアミノ酸の一部であり、肉類や魚類などからタンパク質を摂れば、おのずとBCAAも摂取できる。なかでも鶏むね肉と豚ロース肉はBCAAが豊富に含まれている。

トレーニングの直前や直後のタイミングに摂取する場合以外は、食事でしっかりタンパク質を摂ればBCAAサプリメントは必要ないともいえる。

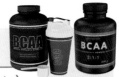

BCAA（分岐鎖アミノ酸）の2つの筋肥大促進効果

BCAA（バリン、ロイシン、イソロイシン）

ロイシンが翻訳過程を促進する（mTORシグナル伝達系を活性化）	筋タンパク質分解経路のひとつであるユビキチン-プロテアソーム系を阻害
筋タンパク質合成を促進	筋肉の分解を抑制

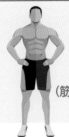

筋肥大
（筋肉の合成と分解の両面で筋肥大の促進に貢献する）

BCAAを含むアミノ酸摂取と運動後の筋力回復

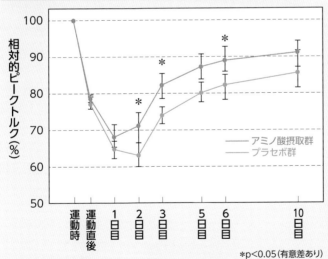

縦軸：相対的ピークトルク（%）、横軸：運動後の経過時間（運動時、運動直後、1日目、2日目、3日目、5日目、6日目、10日目）

アミノ酸摂取群
プラセボ群

*p＜0.05（有意差あり）

2つのグループがエキセントリック収縮で肘を伸ばす肘関節伸展運動を行い、筋肉を疲労した状態にする。そこから片方のグループのみアミノ酸（主にBCAA）を11.2g摂取して経過を計測。プラセボ群※に対し、アミノ酸摂取群は疲労および筋力の回復が明確に早くなった。

※プラセボ群：被験者を2つに分け、比較するための対照群として被験物質に似ているだけで同じ成分、効用をもたないプラセボ（偽物）を摂取する群。

（出典：「Sugitaら,2003」より引用改変）

クレアチン

瞬時に体を動かす時のエネルギー源となる筋肉内のクレアチリン酸は食事で補充できる。

体内でアルギニンに変化

「クレアチン」は、肝臓、腎臓、膵臓で合成される有機酸の一種。3種のアミノ酸（アルギニン、グリシン、メチオニン）から合成される物質である。体内にあるクレアチンの約60％はクレアチンリン酸（リン酸化されたクレアチン）として存在し、そのほとんどが筋肉内に蓄えられている。

筋収縮の直接的なエネルギー源であるATP（アデノシン三リン酸）は、エネルギーを産生する際に分解されてADP（アデノシン二リン酸）となるが、すぐにクレアチリン酸から無機リン酸を受け取りATPに再合成される（→P.189上図）。筋肉内のATPはごく微量であるが、サブ燃料であるクレアチリン酸はATPの5～6倍の量（モル比＝反応物や生成物の物質量比）が貯蔵されている。

ATPとクレアチリン酸の総和が、即効性のあるエネルギー源であり、筋肉が最大収縮による全力運動を行うと、約8秒間動きを持続できる。

さらに、サプリメントでクレアチンを摂取した場合、クレアチリン酸の貯蔵量は10～30％（平均で20％）程度増加することがこれまでの研究でわかっている。サブ燃料であるクレアチリン酸が増えれば、強い筋力を発揮できる時間もその分だけ長くなり、8秒間しか持続できなかった全力運動も10秒前後まで持続できるようになる。

クレアチンローディング

筋肉内のクレアチリン酸が増えると、筋収縮を阻害するADP（→5章P.156～157）の蓄積が抑えられるため、単発のパワー発揮レベルも増大する。実際に垂直跳びの記録やベンチプレスの最大挙上重量などが向上（5～15％）したという研究報告も数多くある。

こうしたクレアチンの摂取効果を計画的に得る方法が「クレアチンローディング」である。アスリートなどは試合日から逆算し、食後とトレーニング後に5gずつ1日20gを5～7日間摂取するといったやり方でローディングを行っている。クレアチンは5～7日間摂れば、筋肉内のクレアチリン酸濃度がほぼ飽和状態となるため、それ以上摂取してもあまり効果的ではない。

また、長期間にわたってクレアチンのサプリメントを摂取すると、腎臓に負担がかかり、体内でクレアチンを合成する機能が衰えてしまう可能性もあるため、日常的に摂取する場合は1日の摂取量を少量にとどめる。

クレアチンの摂取によるエネルギーチャージ

ADPをATPに再合成する クレアチリン酸が増加

筋肉内にあるのクレアチリン酸がクレアチンとリン酸（無機）に分解され、リン酸がADPとくっつくことでATPが再合成される。

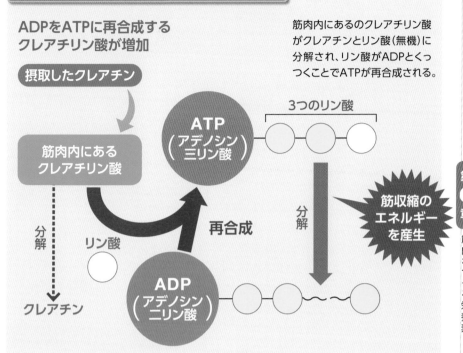

クレアチンローディング

主な効果	全力運動の延長、挙上重量アップ、出力低下の抑制
摂取量	1日15〜25g（1回5gを目安に小分けにして摂取）
摂取期間	5〜7日間
摂取タイミング	食後
摂取方法	サプリメント＋食材

牛肉・豚肉やマグロ、アジ、鮭などの魚類からクレアチンを多く摂ることができる。

15〜25gのクレアチンを5〜7日間摂取することで筋肉内のクレアチン濃度は20%程度上昇。最大収縮による全力運動の持続時間は約8秒から10秒前後まで増える。

アルギニン

非必須アミノ酸のひとつであるアルギニンには筋肥大を助長する効果がある。

一酸化窒素が血管を拡張

「アルギニン」は、体内で合成される非必須アミノ酸に属するが、合成量がやや不十分であることから"準必須アミノ酸"ともいわれている。

アルギニンには成長ホルモンの分泌を促進する働きがある。さらに、生理活性物質である**一酸化窒素合成酵素を活性化し、一酸化窒素（NO）の原料となる。一酸化窒素には血管を拡張して血流量を増やす作用があるため**、筋肉の材料となるアミノ酸（筋タンパク質となる遊離アミノ酸）や筋肥大を促進するテストステロン（男性ホルモン）など、筋タンパク質合成の反応を高める重要な物質が、血流を通してより多く筋肉へと運ばれる。

アルギニンから一酸化窒素が生成される反応をブロックする薬剤を投与した実験では、筋肥大を抑制する現象が確認された。この結果からもアルギニンの筋肥大助長効果が示されている。

血流量が増加すると酸素の供給量も増えるため、持久力の向上にも効果的。アルギニンがさまざまな滋養強壮剤の成分となっている理由も、同様に血流量を増やす作用に由来している。

サプリメントでアルギニンを摂取する場合は、体内でアルギニンの生成に使われる「シトルリン」のサプリメントを選ぶ方法もある。シトルリンはアルギニンより摂取効率が高いという利点をもつが、食品から摂りにくいのが難点。それに対し、アルギニンは幅広い食材に含まれている。

鶏肉や豚肉、マグロ（赤身）や鮭、牡蠣といった魚介類は特にアルギニンが多く含まれているため、サプリメントに頼らなくても普段の食事から十分な量を摂取することが可能である。

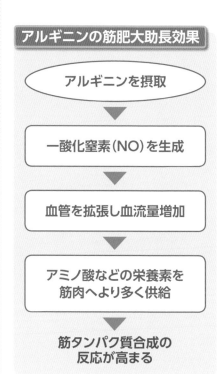

アルギニンの筋肥大助長効果

アルギニンを摂取

▼

一酸化窒素（NO）を生成

▼

血管を拡張し血流量増加

▼

アミノ酸などの栄養素を筋肉へより多く供給

▼

筋タンパク質合成の反応が高まる

ポリフェノール

運動後にポリフェノールを摂ることで筋疲労や筋肉痛の回復を早める効果が得られる。

活性酸素を抑える抗酸化作用

「ポリフェノール」とは、分子内に複数のフェノール性ヒドロキシ基をもつ植物成分の総称。分子構造の違いによって細かく種類が分けられる。いずれも強い抗酸化作用をもち、摂取すると体内で活性酸素の働きを抑制する。

呼吸で体内に取り込まれた酸素の一部は、通常の状態よりも活性化された活性酸素となり、体内で行われるさまざまな生体反応に関わる。しかし、過剰に生成された活性酸素は細胞を傷つけ、疲労や疾病、老化の原因となる。酸素を取り込む量が増える運動やトレーニングでも活性酸素は増殖される。

人体には、スーパーオキシドディスムターゼ（SOD）をはじめとする活性酸素の防御酵素があり、増えすぎた活性酸素を無害化する反応を促進する。そこで処理しきれなかった活性酸素に対して、ポリフェノールなどの抗酸化物質が働く。抗酸化物質はみずからが酸化されることで活性酸素を還元し、細胞を酸化から守る役割を果たす。

また、筋肉痛が起こると白血球が集まって活性酸素が作られ、細菌や病原体を殺したり、傷ついた部分を補修したりする。ところがこうした免疫反応はオーバーアクションとなる性質があるため、逆に筋肉痛がよりひどくなったり、症状が長引いたりしてしまう。

抗酸化物質には、このような免疫系のオーバーアクションを抑制する効果もあるため、運動後に食事（またはサプリメント）でポリフェノールを摂取すれば、速やかに活性酸素の働きを抑え、筋疲労や筋肉痛を緩和できる。

抗酸化作用のある主なポリフェノール

物質名	多く含まれる主な食品
アントシアニン	ぶどう、ベリー類、赤ワイン など
イソフラボン	大豆、納豆、豆腐、豆乳 など
ルチン	そば、柑橘類 など
カテキン類	緑茶、抹茶、ぶどう、カカオ など
クロロゲン酸	コーヒー、リンゴ、さつま芋 など

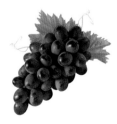

ぶどうは抗酸化作用のあるポリフェノールを何種類も含んでいる。

ビタミンC・E（抗酸化ビタミン）

ビタミンCは抗酸化物質としての働きだけでなくコラーゲン線維の合成にも働く。

コラーゲンの合成を促す

「ビタミンC」と「ビタミンE」は、ともに抗酸化作用をもつビタミン。ポリフェノールと同様に活性酸素の働きを抑制する（→P.191）。ビタミンCとポリフェノールが消化吸収の速い水溶性であるのに対し、ビタミンEは脂溶性であるため抗酸化作用を発揮するまでにやや時間がかかる。しかし、脂溶性であるビタミンEは脂質にも作用し、過酸化脂質の生成を抑制する。

過酸化脂質とは、活性酸素によって過度に酸化された中性脂肪であり、活性酸素と同様に体に酸化ストレスを与える。活性酸素の寿命は1分程度といわれているが、過酸化脂質の寿命は長く、体内を循環してさまざまな器官にダメージを与えるため、ビタミンEのもつ抗酸化作用が重要となる。

また、ビタミンCにはコラーゲンを合成する補酵素としての働きがあり、コラーゲンは腱や皮膚、血管壁といった結合組織の主要成分にもなっている。

ビタミンC・Eともに身体および筋肉にとって欠かせない栄養素であるため、食事やサプリメントで不足しないように摂取することが大切となる。

ビタミンCを多く含む食品

食品	含有量 (mg／100g)
アセロラ	800
赤ピーマン	170
黄ピーマン	150
キウイフルーツ（黄肉種）	140
ブロッコリー	120（※54）
レモン	100
カリフラワー	81（※53）
青ピーマン	76
ゴーヤ（にがうり）	76
柿	70

出典：文部科学省『日本食品標準成分表（2015年版七訂）』より抜粋　（※）内は加熱調理で茹でた場合の含有量

ビタミンEを多く含む食品

食品	含有量 (mg／100g)
煎茶	64.9
ひまわり油	38.7
とうがらし（乾燥）	29.8
アーモンド（煎り）	28.8
綿実油	28.3
抹茶	28.1
ヘーゼルナッツ（フライ）	17.8
コーン油	17.1
キャノーラ油（菜種油）	15.2
アーモンドチョコレート	11.3

※「ビタミンE」の含有量は「α-トコフェロール」の数値
※茶類は乾燥茶葉の含有量

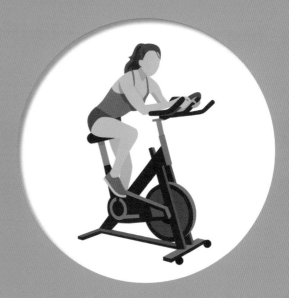

第 7 章

筋肉と全身の
エネルギー代謝
の関係

筋肉は体内のエネルギーを利用することによって、
筋力を発揮するとともに耐えず「熱」を放出している。
筋肉の熱産生は人体にとって重要な役割を果たしている。

筋肉と基礎代謝の関係

身体は3つの代謝活動によってエネルギーを消費しながら生命を維持している。

基礎代謝で生命活動を維持

人間は体温が変動しない恒温動物であり、一定の熱がないと生命を維持できないため、体温（平熱）は常に37度弱ほどの温度に保たれている。

通常、気温は37度弱の体温よりも低いため、人間が体温を維持するためには、みずから熱を生み出す必要がある。身体において最も熱を生み出している器官が「筋肉」である。**筋肉は意識的**に収縮しなくても、絶えず熱を産生することで体温の維持に貢献している（→P.196〜197）。

こうした熱産生は生命維持のための代謝活動である**「基礎代謝」**の主要な部分を占めている。基礎代謝における熱産生は主に筋肉によって行われるが、内臓などでも熱を生み出している。

さらに、関節を動かす際にも筋肉（筋線維）を収縮させるためにエネルギーを消費している。このように体を

3つのエネルギー代謝活動

基礎代謝

約60%

体温維持や呼吸など生命の維持に必要となる代謝。筋肉、肝臓、脳を中心に安静時でも常に基礎代謝は行われている。

生活活動代謝

約30%

日常生活動作やスポーツなど、体を動かすことによってエネルギーを消費する代謝。運動量に比例して代謝量は増えていく。

食事誘発性熱産生

約10%

食物を消化吸収するための代謝。摂取カロリーに対してタンパク質で約30%、糖質で約6%、脂質で約4%のエネルギーを消費。

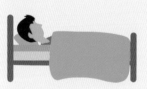

基礎代謝は就寝中も行われる。24時間エネルギーを消費して熱を生み出し続けている。

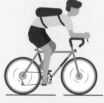

毎日の生活が行動的な人ほど体を動かす時間が増えるためエネルギー消費量も増加する。

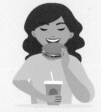

飲食物を消化吸収する際にもエネルギーが消費されている。

動かす時のエネルギー消費を「生活活動代謝」という（※身体活動代謝ともいう）。行動的な人ほど代謝量が増え、スポーツやトレーニングでも生活活動代謝は増えていく。

人体のエネルギー消費にはもうひとつ、「食事誘発性熱産生（DIT）」という代謝があり、食べた食物を分解・吸収する際に熱が産生される。このエネルギー代謝は栄養素によって異なり、摂取エネルギー（カロリー）に占める熱産生の割合でいうと、タンパク質が最も多く約30％、次いで糖質が約6％、脂質が約4％となっている。

人間が消費するエネルギーは、3つの代謝（基礎代謝、生活活動代謝、食事誘発性熱産生）の合計であり、基礎代謝が全体の約60％を占めている。

基礎代謝は筋肉量に比例

基礎代謝は筋肉による熱産生が多くを占めているため、代謝量は筋肉量に比例する。つまり筋肉の量が多いほどエネルギーを消費しやすく太りにくい身体、ということになる。

男女を問わず、30歳を過ぎた頃から加齢によって筋肉量が落ちていくため、それにともなって基礎代謝量も少なくなる。30〜40代で体重が増加したり、太りだしたりする人が多いのも基礎代謝の低下が一部関係している。

日本人の基礎代謝基準値

※「基礎代謝基準値」とは1日に基礎代謝で消費される体重1kgあたりのエネルギー量

性別	男性			女性		
基準値＼年齢	基礎代謝基準値（kcal/kg/日）	基準体重（平均値）（kg）	基礎代謝量（kcal/日）	基礎代謝基準値（kcal/kg/日）	基準体重（平均値）（kg）	基礎代謝量（kcal/日）
18〜29歳	24.0	63.5	1520	22.1	50.0	1180
30〜49歳	22.3	68.0	1520	21.7	52.7	1140
50〜69歳	21.5	64.0	1380	20.7	53.2	1100

（厚生労働省『日本人の食事摂取基準（2015年版）』より抜粋）

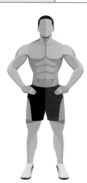

体の筋肉量が多いほど基礎代謝量も増えるので太りにくい身体になる。女性は男性より筋肉の量が少ないため、基礎代謝量も少なくなる。

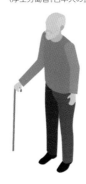

30歳を超えると加齢で筋肉量が減少していくため基礎代謝量も比例して減少するが、運動や筋トレをすることで筋肉の減少は抑制可能。

筋肉の熱産生

筋肉はエネルギーを消費して力を発揮しながら、同時に熱も産生している。

全消費エネルギー＝仕事＋熱

基礎代謝における熱産生は、内臓（主に肝臓、腎臓、心臓）と褐色脂肪細胞（→P.201図表参照）でも行われているが、この熱産生の約60％を筋肉が占めている（下図）。

筋肉は随意運動（意識的な筋収縮）を行わなくても熱を生み出せる（非震え熱産生 ※→P.200〜201）。

その一方で筋肉は、筋収縮を行っている時も関節を動かすエネルギーとは別に熱を生み出している。つまり筋肉のエネルギー代謝量（消費量）は、「仕事（力学的エネルギー）」と「熱」の総和ということになる。

筋肉が等尺性収縮（アイソメトリック収縮 ※1章P.38〜39）を行っている時、「仕事（力×距離）」は距離（負荷の移動距離）がゼロであるため計算上はゼロになる。（→P.197下右図）。しかし、実際は筋収縮を行っているため、エネルギーは消費されている。

負荷が動かない等尺性収縮を行っている時は、筋肉が力学的エネルギーを発揮しない代わりに、「熱」という形でエネルギーを放出している。

負荷が軽いほど熱を生産する

仕事（力×距離）および力学的エネルギーは、負荷（発揮する力）が重くなるほど大きくなる。しかし、負荷が重くなると、挙上できる回数は少なく

熱（非震え熱産生）における貢献度の比率

筋肉

60%

筋肉（骨格筋）は体重の約40％を占める器官であるため、総体積に比例して代謝量も多くなる。

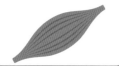

内臓

20%

肝臓、腎臓を中心とした消化器官、内分泌器官と呼吸器である心臓は常に熱を産生している。

褐色脂肪細胞

20%

胸から脇の下付近に分布している脂肪細胞であり、脂肪酸をエネルギー源に熱を産生している。

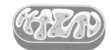

なるため、距離（負荷の総移動距離）が短くなる。逆に負荷が軽くなると挙上回数が増えるため距離は長くなる。

100% 1RMを100kgと仮定した場合、50%（50kg）まで負荷を下げると、計算上では挙上回数が1回から30回に増える（→3章P.103上図参照）。つまり筋力トレーニングは低負荷で行ったほうが結果的に力学的エネルギーの消費は大きいということになる。それだけでなく、**熱の産生量も負荷が軽くなるほど大きくなる**（→P.198〜199）。

仕事（力学的エネルギー）＋熱＝全消費エネルギー

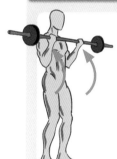

仕事（力×距離）

仕事＝力学的エネルギー。運動に使われたエネルギーで「力」はどれだけ重い物を動かしたか、「距離」はどれだけの距離を動かしたか、の数値。

＋

熱（放出する熱量）

筋肉には力学的エネルギーを消費する際、熱も同時に産生している。筋肉が実際に消費する全エネルギーは「仕事」と「熱」の総和になる。

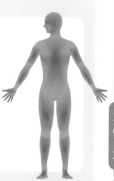

短縮性収縮（コンセントリック収縮）

筋肉を短く収縮させながら負荷を持ち上げる筋収縮活動。持ち上げるダンベルの重さが「力」、ダンベルの移動距離が「距離」となる。

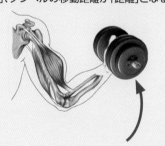

等尺性収縮（アイソメトリック収縮）

筋肉の長さを変えずに力を出し続ける筋収縮活動。ダンベルの移動距離がゼロであるため、力学的消費エネルギー（仕事）もゼロとなる。

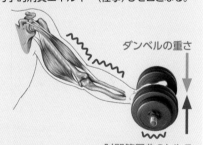

ダンベルの重さ

肘関節屈曲のトルク

高負荷・低回数の筋トレは「力」の数値が大きいものの、反復できる回数が少なくなって「距離」が短くなるため、力学的消費エネルギーはそれほど大きくならない。

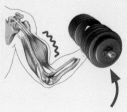

低負荷・高回数の筋トレは「力」の数値は小さいものの、反復回数が増えて「総移動距離」が長くなるため、高負荷の筋トレより力学的消費エネルギーは大きくなる。

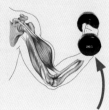

筋肉のエネルギー効率

力学的なエネルギーと熱産生の比率が「エネルギー効率」となる。

オーバーヒートしない筋肉

筋肉が等尺性収縮をしている時、力学的エネルギーを発生しない代わりに「熱」を放出しているが（→P.196～197）、熱の産生量は小さい（→P.199上右図）。つまり等尺性収縮の状態では全消費エネルギーが小さくなる。

ここから負荷を下げると、動かせなかった負荷（重り）が上がるようになり、負荷が軽くなるほど持ち上げるスピードも速くなる。そして**スピードが速くなるほど熱の産生量は増える**。

筋肉のこうした性質は、エンジンなどに搭載されている人工的な「直流モーター」の性質と真逆になっている。

直流モーターは、モーターの出力（回転トルク）と負荷（重り）が拮抗して動きが止まったところで、熱の産生量が最も大きくなる。そのまま負荷をかけ続けるとモーター本体がどんどん熱くなり、最後はオーバーヒートしてしまう（→P.199上左図）。逆に負荷を軽くしてモーターを高速回転させると、熱の産生量は小さくなる。

人間の体は、直立したり、荷物を抱えたり、同じ体勢を維持する局面に多く対処するため、**等尺性収縮を行っている時の熱の産生量が最小に抑えられるというのはとても都合が良い**。

力学的エネルギーと熱の割合

消費（代謝）エネルギーは、「力学的エネルギー（仕事）＋熱」であるため、全消費エネルギーに占める力学的エネルギーの比率が高いほど、"エネルギー効率が良い"ということになる。

筋肉の平均的なエネルギー効率は、だいたい20～30%となっている。効率が良い筋肉でも30～40%程度となるが、実際のエネルギー効率は「力（負荷）」によって変化する。

例えば、筋肉が等尺性収縮をしている時は熱産生のみで力学的エネルギーがゼロであるため、エネルギー効率はゼロ。負荷なし（力がゼロ）で筋収縮する場合も同様にゼロとなる。

等張力条件で筋肉に大小の負荷をかけながら収縮させて、熱発生率（1秒間にどれだけ熱が発生するか）を測定し、その値に「力－速度」関係から導き出した力学的なパワー（力学的エネルギー）（→4章P.135下図）を加えると全エネルギーの発生率が求められる（A.V.Hill.,1938）（→P.199下図）。

この方法によって作成されたグラフを見ると、強い力（最大トルクに近い力）を出力した局面において、直流モーターと筋肉では熱の産生量に大きな差が出ることが確認できる。

オーバーヒートしない筋肉の効率的性質

オーバーヒートする
直流モーター

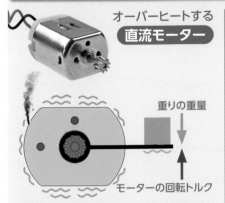

重りの重量

モーターの回転トルク

直流モーターの回転トルクと重りの重量が拮抗し、モーターが出力しながら回らない状態（上図）に陥ると、モーター内で熱が過剰に産生されて熱くなりオーバーヒートする。

オーバーヒートしない
筋肉

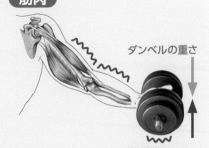

ダンベルの重さ

肘関節屈曲のトルク

関節トルクと重りの重量が拮抗した状態で筋肉が等尺性収縮を続けてもオーバーヒートすることはない。これは等尺性収縮では熱の産生率が低いという性質のため。

筋肉とモーターのエネルギー発生率

直流モーター

エネルギー発生率

全消費エネルギー
（力学的パワー＋熱）

熱

力学的パワー
（1秒あたりの仕事率）

0　0.5　1.0
（最大トルク）
力(P/Po)

直流モーターは最大トルクの力を出した時、熱の産生量が最大になるため、その状態で力を出し続けると熱がどんどん産生されて最後はオーバーヒートする。流れる電流が増えるため全消費エネルギーも大きくなる。

筋肉

エネルギー発生率

全消費エネルギー
（力学的パワー＋熱）

熱

力学的パワー
（1秒あたりの仕事率）

0　0.5　1.0
（最大筋力）
力(P/Po)

筋肉では等尺性最大筋力を発揮している時、最も熱産生が小さくなる。筋肉（筋線維）を短縮すると、その収縮速度の上昇とともに熱産生も増加するため、負荷が軽いほど全消費エネルギーも熱産生も大きくなる。

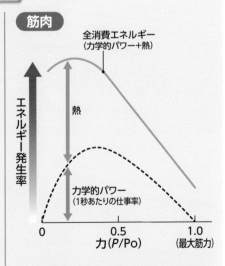

筋肉の非震え熱産生

筋肉には収縮活動をしなくても熱を生み出すことができる機能が備わっている。

熱源が複数ある非震え熱産生

　筋肉には、無意識のうちに起こる熱産生現象もある。寒いところにいると身体が勝手にブルブル震えだす。これは小刻みに筋収縮を行うことで熱を生み出し、体温を維持しようとする「震え熱産生」という現象である。

　一方で、震えなどの運動をともなわなくても熱を産生できる「非震え熱産生」という現象も存在する。この非震え熱産生には複数の熱源がある。

　熱源のひとつである「褐色脂肪細胞」は、ミトコンドリアに「UCP（脱共役タンパク質）」というタンパク質が存在し、UCPが脂肪の代謝によるエネルギー生成とATP（アデノシン三リン酸）合成反応のつながりを断ち切り、脂肪から得たエネルギーを熱として放出する。褐色脂肪細胞のUCPは最初

に発見されたため「UCP1」とよばれる。

　クマのように冬眠する動物の身体には、より多くの褐色脂肪細胞が備わっているが、人間は相対的に少ない。

　UCP1の遺伝子には個人差があり、UCP低活性型の人は基礎代謝が低く、太りやすい体質となる。**日本人はUCP低活性型の遺伝子タイプが約20％いる**ことがわかっている。

　その後、筋肉のミトコンドリアにもUCPが存在することが判明した。3番目に見つかったUCPとなるため「UCP3」とよばれている。筋肉の組織1gあたりの熱産生量は低いものの、筋肉の体積は褐色脂肪細胞よりはるかに大きいため、熱源としての役割は筋肉のほうが重要といえる。

　UCP3は速筋線維により多く存在する。なかでもミトコンドリアを数多く有する**中間タイプのⅡaが非震え熱産**

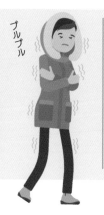

震え熱産生

体が冷えて寒くなると全身がブルブル震えるのは、筋肉を小刻みに収縮させて熱を産生し、その熱によって体温を維持しようとするため。この震え現象はシバリングともいう。

ブルブル

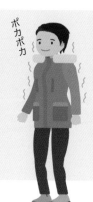

ポカポカ

非震え熱産生

人間の体内では震えるような運動をしなくても熱を生み出す作用が働いている。これを「非震え熱産生」とよぶ。褐色脂肪細胞と筋肉が主な熱源となる。

生の中心になっていると考えられる。

　さらに2012年には、「サルコリピン」というタンパク質が熱産生において重要であることが判明した。サルコリピンには筋線維内にある筋小胞体がカルシウムを汲み上げる働き（カルシウムポンプ）を阻害し、ATPのエネルギーをすべて熱にする作用がある。正常なサルコリピンをもつマウスと、サルコリピンを作れない状態にしたマウス

を冷所に入れた実験では、サルコリピンを作れないマウスの体温だけが極度に低下した。

　同様の実験を褐色脂肪細胞で行ったところ、褐色脂肪細胞をもたないマウスは体温の低下が見られなかった。これらの研究から、少なくとも短期的には**サルコリピンによる筋肉の熱産生のほうが褐色脂肪細胞の熱産生よりも重要**だと考えられている。

非震え熱産生を担う主な物質

物質名	UCP3	サルコリピン	UCP1 (褐色脂肪細胞)
存在する場所	筋線維内のミトコンドリア（主にタイプⅡa）	筋線維内の筋小胞体	主に胸から脇の下にかけて分布する褐色脂肪細胞
人体内にある量	基本的に筋肉量に比例	基本的に筋肉量に比例	少（およそ40g前後）
エネルギー源	脂質（脂肪）	脂質（脂肪）	脂質（脂肪）
主な特徴	速筋線維のタイプⅡb、タイプⅡx、遅筋線維には少量しか存在しない。	カルシウムを筋小胞体に汲み上げるカルシウムポンプの働きを阻害し、ATPのエネルギーを熱にする。	脂肪酸を分解してエネルギーにする反応系とATPの合成経路を遮断し、エネルギーを熱として放出。

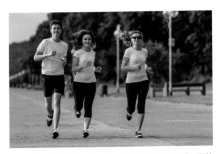

持久系の競技やジョギングなどの有酸素運動を行っている人は、UCP3の活性が低下して、熱の放出量も減るため燃費の良い体質になる。そのため運動をやめると太りやすくなる危険も。

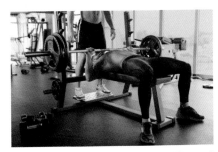

筋力トレーニングによって筋肉量を増やせば比例してサルコリピンも増えると考えられる。さらに速筋線維の中で「タイプⅡx」から「タイプⅡa」への移行が進み、UCP3も増加する。

筋トレと脂肪燃焼の関係

筋トレと有酸素運動を組み合わせることにより脂肪燃焼効果を高めることができる。

筋トレに有効な有酸素運動

筋力トレーニングに励んでいる健康意識の高い人は、ジョギングやトレッドミル（ランニングマシン）、エアロバイクといった有酸素運動も並行して行っている場合が多い。同様にアスリートたちも練習メニューに筋トレと有酸素運動を組み込んでいる。

長距離種目の選手が行っているような高容量の有酸素運動は、筋肉が分解されて細くなるリスクもあるが、有酸素運動自体は適度に行えば、筋トレに対してポジティブな影響をもたらす。

有酸素運動によって最大酸素摂取量（VO_2max）を高めると、筋トレでセットトレーニングを実施する際、短いセット間インターバルでも酸素をしっかり取り込んで疲労回復できるため、質の高いトレーニングを継続できる。

筋トレと並行して有酸素運動を実施する場合は、15〜20分程度の時間で週2〜3回行えば良い。負荷強度は最大酸素摂取量の60％前後が目安となるが、息が上がらない程度のジョギングや速足のウォーキングのレベルでも良い。

しかし、適度な有酸素運動でも実施するタイミングによって筋トレに悪影響を及ぼす可能性がある。

「有酸素運動→筋トレ」はNG

筋トレの前に有酸素運動を行うと、筋トレで得られる効果が低減するリスクがある。有酸素運動は開始から15〜20分経過すると脂肪の分解が始まり血

「筋トレ→有酸素運動」の順で行う理由

ネガティブな理由

● 先に有酸素運動を行うと筋トレによる各種ホルモンの分泌が抑制される。

● 有酸素運動を先に行うと疲労で筋トレの運動ボリュームが小さくなる。

ポジティブな理由

● 脂肪を分解するホルモンの分泌が促進された状態で有酸素運動を行うため脂肪燃焼効果がより高まる。

● 筋トレ後に適度な強度で有酸素運動を行うことにより血液循環が高まり筋疲労や筋力低下の回復が早まる。

中遊離脂肪酸の濃度が上昇する。増加した血中遊離脂肪酸は脳下垂体や副腎に作用し、脂肪の分解を促進する成長ホルモンやアドレナリンの分泌を抑制するため、その後に筋トレを行っても**ホルモンの分泌が促進されなくなる**。また、これらのホルモン分泌が抑えられた状態で筋トレを行っても筋肥大効果は上がりにくい。

さらに、筋トレの前に有酸素運動を行うと疲労によって筋トレの**運動ボリュームが小さくなる**場合もある。

逆に筋トレを先に行うと成長ホルモンなどの分泌が高まった状態で有酸素運動を行うため、**脂肪燃焼効果がより高くなる**。さらに、適度な有酸素運動によって**筋トレによる疲労の回復が速くなる**（→ 5 章P.168〜169）。

「筋トレ→有酸素運動」の脂肪燃焼率上昇効果

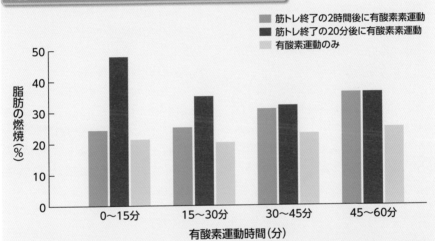

■ 筋トレ終了の2時間後に有酸素素運動
■ 筋トレ終了の20分後に有酸素運動
□ 有酸素運動のみ

縦軸：脂肪の燃焼（%）　横軸：有酸素運動時間（分）　0〜15分、15〜30分、30〜45分、45〜60分

（出典：「Gotoら,2007」より引用改変）

自転車を漕ぐ有酸素運動を60％VO₂maxの強度で1時間実施した時の全消費エネルギーに占める脂質代謝の割合。筋トレ後に行った有酸素運動ではいずれも脂肪燃焼率が上昇した。

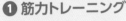

❶ 筋力トレーニング　　❷ 有酸素運動

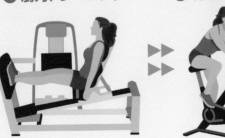

「筋トレ→有酸素運動」の順で行うことによって脂肪燃焼はより活発になるが、順番を逆にすると脂肪燃焼効果が低減するだけでなく、筋トレの筋肥大効果までもが低減するので注意する。

運動時間とエネルギー代謝

筋肉が収縮するためのエネルギー源は、運動開始からの経過時間で変化していく。

エネルギー代謝の優先順位

運動やトレーニングでは、糖質と脂質がエネルギー源となるが、エネルギーとして使われる優先順位は、運動の実施時間や強度で変わってくる。

筋トレや短距離走といった瞬発力を発揮する運動では、酸素がなくてもエネルギーとして代謝される糖質が主にエネルギー源となる。

マラソンやジョギングのような有酸素性の運動でも開始時は糖質がメインのエネルギー源となる。しかし、**開始から15〜20分経過すると脂質の利用度が増大していく**（下図）。

脂質の代謝には優先順位があり、血液中に含まれる**血中遊離脂肪酸**が優先的に代謝される。次に**筋細胞（筋線維）内の脂肪**が血中遊離脂肪酸に分解されて代謝されるが、筋線維内の脂肪は量が少ないため生成されるエネルギーも小さい。**内臓脂肪、皮下脂肪**も分解されて血中遊離脂肪酸となるが、皮下脂肪は毛細血管が発達していないため分解されにくく、エネルギーとして代謝されるのも一番遅い。

皮下脂肪を代謝するためには、有酸素運動をだいたい20分以上行う必要がある。ただし、20分継続して行う必要はない。途中で休憩を挟んでもトータルの運動時間が20分を超えれば皮下脂肪の代謝が始まる。

運動時間による筋肉のエネルギー源と比率変化

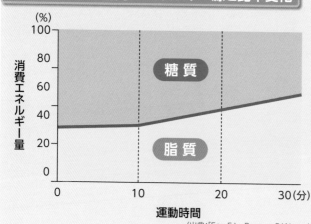

30分間の運動を行う場合、開始から10分ぐらいまでは糖質がメインのエネルギー源として代謝されるが、脂質も開始時から代謝される。開始から20分が過ぎたあたりからは皮下脂肪などがエネルギー源として利用されるようになる。

（出典：「Fox E.L., Bowers R.W. and Foss M.L., 1993」より引用改変）

エアロビクスのエネルギー代謝

有酸素運動の中でも**エアロビクスは特に脂肪燃焼効果が高い**。エアロビクスは無負荷の状態で手足を大きく振りながら全身を動かし続けるため、負荷強度は高くないものの、熱の産生量が多い運動となる。

これは**"低負荷の状態で収縮すると大きな熱を出す"**という筋収縮の性質が活かされている（→P.199下右図）。（※大きな熱を出すということは、逆にいえばエネルギー効率が悪い運動ということになる）

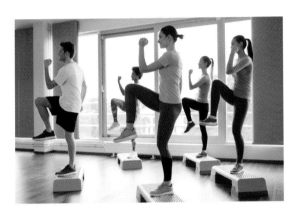

ダイエットするにはエアロビクスのように、筋肉にあまり負荷をかけずに全身を大きく動かす運動が最適。筋肉は低い負荷がかかった状態で収縮すると大量の熱を出すため、運動としての負荷は低いが消費エネルギーは大きくなる。筋トレ後の有酸素運動として行っても良い。

筋肉にエネルギーとして代謝される体脂肪の動員順

血中遊離脂肪酸や筋細胞内脂肪は量に限りがあるため、ある程度代謝されるとそこから内臓脂肪もエネルギー源として使われる。皮下脂肪は分解されにくい性質であるため、有酸素運動を行っても短時間では代謝されない。代謝するためには有酸素運動をある程度長い時間行う必要がある。

	体脂肪の種類	蓄積場所	特徴
利用されやすい	血中遊離脂肪酸	血液中	脂肪細胞内に蓄えられた中性脂肪がホルモン感受性リパーゼという酵素の働きで分解され血液中に放出されたもの。エネルギー源としての利用効率が高い。
	筋細胞内脂肪	筋細胞（筋線維）	筋細胞（筋線維）内に蓄えられている中性脂肪で、血中遊離脂肪酸に次いでエネルギー源としての利用効率が高い。ただし大量には蓄えられない。
利用されにくい	内臓脂肪	内臓まわりの脂肪細胞	内臓を支えている腸間膜に蓄積する中性脂肪。皮下脂肪より分解されやすく代謝反応が高い。内臓脂肪が増えすぎると生活習慣病のリスクが高まる。
	皮下脂肪	全身の皮下にある脂肪細胞	全身の皮下表層に蓄えられている中性脂肪。増えすぎると肥満体型になる。毛細血管が発達しにくく分解されにくいためエネルギー代謝への反応も遅い。

PFCバランス

食生活の目安として三大栄養素の摂取バランスが重要となる。

三大栄養素の摂取比率

筋肥大からウエイトアップ、ダイエットまで、体脂肪率を調整する食生活の指標となるのが「PFCバランス」である。PFCの「P」はタンパク質、「F」は脂質、「C」は炭水化物（糖質）。PFCバランスとは、食事における三大栄養素の摂取比率を指す。

三大栄養素のエネルギー量は、タンパク質＝1gあたり4kcal、脂質＝1gあたり9kcal、炭水化物＝1gあたり4kcalであるため、それをもとに1日の総摂取エネルギー（カロリー）における三大栄養素の摂取比率を推定できる。

まず1日の総摂取カロリーを設定したら最初に脂質（F）の比率を決めると良い。**脂質はタンパク質や炭水化物よりカロリーが高いため、脂質から計算すると全体を調整しやすい。**

厚生労働省『日本人の食事摂取基準（2015年版）』によると、成人のPFCバランスは、脂質（F）の摂取比率が25％前後。タンパク質（P）は17％前後、炭水化物（C）は58％前後となっている。ここから脂質を減らし、タンパク質を増やすと筋肥大するために適したバランスとなる。

しかし、**脂質はホルモンや細胞膜の材料となる重要な栄養素であり、減ら**せる範囲には限度がある。脂質の比率下限は15％前後が目安となる。

また、「低糖質」を目指す場合は、炭水化物（C）を50％程度まで減らし、その分、脂質（F）を増やす。

タンパク質摂取量と除脂肪体重

日本人の標準サイズとなる体重66kg・体脂肪率20％の男性が筋肥大を目指す例として、タンパク質（P）の摂取比率を20％（133g）に設定（→P.207下図）。「体重×2倍」の摂取量となるが、これでも3食に加えて間食でもタンパク質を摂らないと到達するのはやや難しい。まだそれほど体に筋肉がついてない人の場合は、「体重×1.5倍」程度でもある程度筋肥大できると考えられる（→6章P.182〜183）。

また、タンパク質（P）の摂取比率は、体重から体脂肪の重さを差し引いた「除脂肪体重(LBM)」から考える方法もある。体重から摂取量を計算するより適量のタンパク質が分かる。

除脂肪体重の計算式は、「体重−（体重×体脂肪率）」（※体脂肪率を計測できるヘルスメーターが必要）。

除脂肪体重に対する標準的なタンパク質摂取量は、だいたい「除脂肪体重×1.5〜2倍」程度とされている。

標準的なPFCバランス

(出典:厚生労働省『日本人の食事摂取基準(2015年版)』より抜粋)
(※　)内の数値は女性の標準値

	標準値	算出方法
1日の摂取エネルギー量	2650kcal (※2000)	厚生労働省『日本人の食事摂取基準(2015年版)』より、身体活動レベルが普通の男性18〜49歳(※女性30〜49歳)の推定エネルギー必要量を抜粋
タンパク質　P=**17%**	113g(※85)	2650kcal×0.17=450.5(四捨五入)→451kcal÷4kcal/g=112.7(四捨五入)
脂質　F=**25%**	74g(※56)	2650kcal×0.25=662.5(四捨五入)→663kcal÷9kcal/g=73.6(四捨五入)
炭水化物　C=**58%**	384g(※290)	2650kcal×0.58=1537→1537kcal÷4kcal/g=384.2(四捨五入)

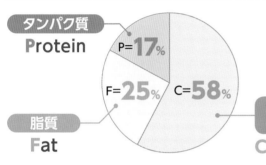

タンパク質
Protein

P=**17**%

F=**25**%　C=**58**%

脂質
Fat

炭水化物
〈糖質+食物繊維〉
Carbohydrate

タンパク質(P)は目標値13〜20%の中央値、脂質(F)は目標値20〜30%の中央値、炭水化物(C)は目標値50〜65%の中央値。(※いずれの数値も小数点以下四捨五入)

筋肥大を狙うPFCバランス(例)

表中の(※　)内は女性の数値

●男性(体重:66kg)、女性(体重:53kg)の場合

※体重は日本人の成人男女の平均値(総務省統計局『日本の統計2015』より抜粋)

	1日の摂取量	算出方法
エネルギー(カロリー)	2650kcal (※2000)	厚生労働省「日本人の食事摂取基準(2015年版)」より、身体活動レベルが普通の男性18〜49歳(※女性30〜49歳)の推定エネルギー必要量を抜粋
タンパク質　P=**20%**	133g(※100)	2650kcal×0.2=530→530kcal÷4kcal=132.5(四捨五入)
脂質　F=**22%**	65g(※49)	2650kcal×0.22=583→583kcal÷9kcal=64.8(四捨五入)
炭水化物　C=**58%**	384g(※290)	2650kcal×0.58=1537→1537kcal÷4kcal=384.2(四捨五入)

体重66kgの男性の場合、タンパク質133gは体重1kgあたり2gの摂取量に相当する。
筋肥大と除脂肪を同時に目指す場合は、ここから炭水化物を200kcal程度減らす。

筋肉とウエストサイズ

ウエストサイズは筋肉によって内臓の位置を矯正することで引き締めることができる。

大腰筋がお腹を引き締める

筋肉がエネルギーを消費することによって体脂肪も代謝され、引き締まったカラダになる。さらに筋肉には、余分な脂肪を減らすだけでなく、ウエストを引き締める働きもある。

なかでも「大腰筋」と「腹横筋」はお腹の内部から内臓の位置を整え、ウエストラインを細くする。腹横筋は腹腔（横隔膜の下部で内臓を収めている部分）の体積を減らすことでウエストを引き締める（→4章P.145参照）。

大腰筋は腰椎から起始し、骨盤の前面を通って大腿骨で停止する筋肉。太ももを前方に振る動き（股関節屈曲）に主働筋として働く（下左図）。

脊柱（背骨）と内臓の間にあるため体表からは見えないものの、大腰筋をしっかり働かせるだけでウエストが10cm以上細くなる場合もある。

腹腔内部は骨などがなく空洞となっているため、お腹を凹ませることができるように、胃や腸が自由に動くスペースが存在する。しかし、姿勢が崩れて腰椎のカーブや骨盤の角度にズレが生じると、腹腔の下部にスペースができて内臓が落ち込み、お腹がポッコリと出っ張ってしまう（下中央写真）。

大腰筋を鍛えれば、そういったお腹の出っ張りを解消できる。太ももを前方に振る大腰筋のトレーニングでは、大腰筋とともに骨盤の動きに関わる脊柱起立筋や大殿筋も一緒に動くため、骨盤が本来の角度に矯正され、内臓も腹腔内の正しいスペースに収まる。

脊柱と大腿骨をつないでいる大腰筋（左図）を鍛えることにより骨盤の位置が整い、内臓の落ち込み（右図）も矯正される。

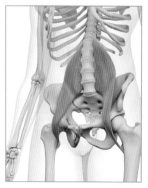

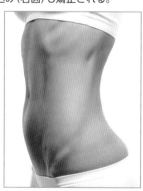

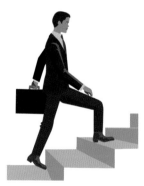

階段を一段とばしで大股で上がっていく運動は大腰筋の最も手軽なトレーニング。

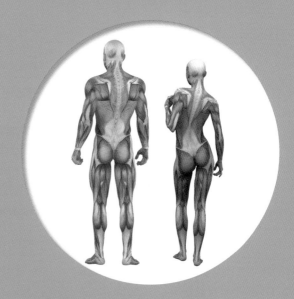

第8章

筋肉に
まつわる疑問

筋肉の性質やトレーニングに対する反応については、
研究途中でありまだよく分かっていない部分が多い。
本章では「筋肉がつきやすい体質とは」などのように、
筋肉やトレーニングに関する素朴な疑問の中でも特に
明快に回答することが難しい疑問について考察する。

筋肉がつきやすい体質とは

筋肉がつきやすい人とつきにくい人では、遺伝的に異なる点がある。

ミオスタチン遺伝子の変異

同じトレーニングを行っていても、筋肥大しやすい人とそうでない人がいる。筋力についても着実に伸びる人と伸び悩む人がいる。こうした差が生まれる背景には複数の遺伝的要因が絡んでいるが、それらのより具体的な要因が徐々に解明されつつある。

1997年、イギリスの総合学術雑誌『nature』に、「GDF-8」という成長因子の遺伝子を壊した「ノックアウトマウス」を作ったところ、全身の筋肉量が約2倍に増えた、との研究結果が発表された。筋肉が増えたのは筋線維の数が通常のマウスより約80%多くなったためである。

筋肉から分泌されるGDF-8は、筋肉の量を一定に調整している成長因子。筋サテライト細胞の増殖を強く抑えることで筋肉の成長を抑制している。GDF-8の遺伝子を壊したノックアウトマウスは、GDF-8を作ることができないため筋線維の数が大幅に増加した。

このGDF-8は後に「ミオスタチン」(またはマイオスタチン)とよばれるようになったが、このミオスタチンを作る遺伝子に変異をもつ人間や動物が存在する。

変異によって正常なミオスタチンが作れない遺伝子タイプの人は、生まれつき筋肉の多い体質となる。

また、正常なミオスタチンが作れる人でもトレーニングで筋肉に負荷を与えると、ミオスタチンの発現が一過的に低下することもこれまでの研究によってわかっている。

筋線維組成と筋線維タイプ

筋線維組成も、筋肉がつきやすい体質となる要素のひとつである。

筋線維タイプは大きく分けて、タイプⅠ、タイプⅡa、タイプⅡx（※Ⅱbを含む）の3つに分けられるが、速筋型の「タイプⅡx」や「タイプⅡa」は、1本1本の筋線維が太く、肥大しやすいので、速筋線維が多い人は筋肉がつきやすい体質といえる。

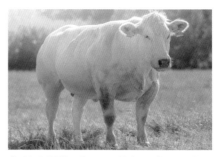

古くから通常の牛よりも筋肉量が極度に多い肉牛が古くから育種されており、その原因がGDF-8遺伝子の変異であるとわかった。

ミオスタチン遺伝子の変異

ヘテロ接合
（父母の片方）

▼

筋肉がつきやすい

父または母からの遺伝で筋肉の成長を抑制する成長因子ミオスタチンの遺伝子に変異があり、正常なミオスタチンの半分しか作ることができない。ヘテロ接合による変異はおよそ200人に一人以下の確率で現れる。

ホモ接合
（父母の双方）

▼

筋肉がとてもつきやすい

父母双方からの遺伝で成長因子ミオスタチンの遺伝子に変異がある。正常なミオスタチンがまったく作れないのでヘテロ接合よりさらに筋肉の成長が促進される。両親ともホモまたはヘテロ接合である確率はだいたい4万人に一人以下とされている。

筋線維組成のタイプ
（→序章P.20〜21）

速筋線維
（速筋型）
（タイプⅡx ※Ⅱbを含む）

速筋線維
（中間型）
（タイプⅡa）

遅筋線維
（タイプⅠ）

▼ ▼

筋肥大しやすい 筋肥大しやすい

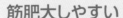

遅筋線維に比べて速筋線維はそもそも線維が少し太いため、速筋線維の割合が多いと筋肉そのものも太くなりやすい。さらに速筋線維は運動やトレーニングで肥大しやすいため、速筋線維の割合が多い人は筋肉がつきやすいといえる。ただし、速筋線維の割合を決める決定的な遺伝子はまだ不明である。

第**8**章

筋肉にまつわる疑問

筋トレは何歳からするべきか

成長期の年代がトレーニングを行う際は、内容や強度にいろいろ注意が必要となる。

小学生のトレーニング

　トレーニングによって筋肉が肥大するようになるのは、だいたい成長期が終わる頃から。基本的に小学生が筋トレを行ってもマッチョな肉体になるようなことはない。小学生の年代はまだ骨格ができあがっていないので、大きな負荷をかけるトレーニングは避けるべき。ただし、適度な運動やスポーツは体力が身に付き、成長に必要なホルモンの分泌を促進する効果もある。

　子どもの身体は筋肉よりも神経系の能力が先に発達するため、激しい運動やトレーニングを行うより、多様なスポーツや遊びを通して**身体にいろいろな動きを経験させる**ほうが、後々の運動能力の向上につながると考えられる。

公園のいろいろな遊具で遊ぶこと自体が小さい子どもにとっては神経系の能力を養うトレーニングになっている。

　また、小学生でも高学年の年代になれば、スポーツをするだけでなく、試合や練習でケガをしないためのフィジカル強化も有効となる。トレーニングとしては、自重トレーニングで腕立て伏せ（プッシュアップ）やスクワット、腹筋（クランチ、シットアップ）、背筋（バックエクステンション）といった基本種目を行えば十分である。

中学生のトレーニング

　中学生になると多くの子どもが成長期に入り、身長も急激に伸びる。運動部に入れば部活動の中でトレーニング

小学生のトレーニング

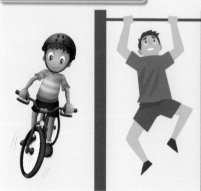

子どもの時期はさまざまな
遊びを通して体力や筋力を
自然に養うことができる

小学生はまだ筋力も弱いため、
トレーニングを行うなら自分の
体重を負荷にする自重トレー
ニングで無理なく鍛える。

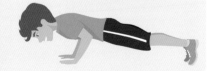

を行うこともあるが、中学生の年代であればまだ自重トレーニングを中心に正しいフォームづくりを目標に行うことが望ましい。

　1年間に5〜10cmほど身長が伸びるような時期は、骨の両端にある成長軟骨（下図）が発達し骨が伸びていく。しかし、成長軟骨は柔らかく、高負荷の筋トレなどで強い衝撃を与えると障害を起こすこともある。特にスクワットなど重いバーベルを担ぐ種目は、脊柱（背骨）の成長軟骨が圧迫されるため、できるだけ避けたほうが良い。

高校生のトレーニング

　高校生になるとある程度体が大きくなり、筋力もつき始めるが、身長の伸びが止まり、成長期が終わる頃まではやはり高負荷の筋トレは避けたほうが良い。ただし、筋力的に自重トレーニングだけでは物足りなくなった場合は、50〜60% 1RM（→3章P.96〜97）程度の負荷強度でバーベル種目やダンベル種目を取り入れる。実施頻度は1種目につき週2〜3回程度にする。

　また、自重のスクワットを毎回100回以上行っているような場合もバーベルを担いで行うなど、負荷を上げることで反復回数を減らす。ほかにもスロートレーニングを取り入れ、反復動作をゆっくり行うことで回数を減らし、トレーニング効率を上げる。

　高校生が本格的な筋トレを実施する際は、専門知識をもった指導者から指導を仰ぎながら行うようにする。

高校生のトレーニング

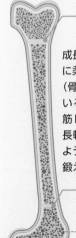

成長軟骨
（骨端線）

成長期の骨には両端に柔らかい成長軟骨（骨端線）が存在しているため、高負荷の筋トレは避けて、成長軟骨を傷つけないように注意しながら鍛えていく。

成長軟骨
（骨端線）

(骨の断面)

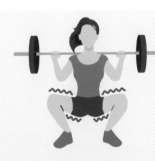

筋力がついて自重トレーニングでは物足りなくなった場合は、50〜60% 1RMの負荷でバーベル種目やダンベル種目を行う。スロートレーニングを取り入れても良い。

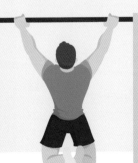

鉄棒などにぶら下がった状態で行う懸垂（チンニング）などは脊柱の成長軟骨を圧迫せずに高負荷をかけ、背中を中心に上半身を鍛えられる効果的な種目。

筋肉は何歳まで成長するのか

筋肉は加齢とともに減少するが、何歳になっても増やすことができる。

筋肉は何歳でも成長できる

加齢による筋体積の減少が最も大きい太もも前面の大腿四頭筋は、25〜30歳をピークに毎年およそ1％ずつ筋肉が細くなっていく。計算上では30歳から60歳の間にだいたい30％もの筋肉が痩せ細ることになる。

加齢による衰えはそれだけではない。40歳を過ぎると各筋肉の中で速筋線維の割合が減り始める。速筋線維の数が減ることによって筋力は低下し、動きのスピードも低下する。

しかし、残っている速筋線維に関しては機能が劣化しているわけではない。1000人の高齢者を対象に調べた実験では、筋線維1本1本の最大収縮速度に減速や低下は見られなかった。つまり**筋収縮のスピードは加齢によって衰えることがないということである。**

筋肉の成長および筋肥大についても、これまでの研究で何歳になっても起こることが明らかになっている。

最高齢でいえば97歳の高齢者がトレーニングによって筋肥大および筋力アップに成功した実験結果も出ている。

また、高齢者がスロートレーニングを行った別の実験では、軽い負荷であっても筋肉が肥大することも確認された。この結果は筋力に自信がない高齢者でも筋トレ効果を得られるということを示している。

トレーニングしても減少した速筋線維が復活することはないものの、**筋肉の中に残っている速筋線維が肥大し、それにともなって筋力もアップする。**

筋肉の成長に年齢的な上限がないからこそ、筋トレによるアンチエイジングが有効となる。特に加齢による衰えが大きい大腿四頭筋や大殿筋のトレーニングを継続的に行えば、健康寿命を延ばすことにもつながる。

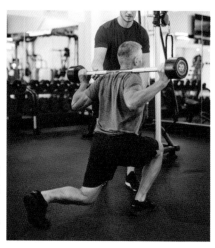

何歳になってもトレーニングによって筋肉は成長する。高齢者は特に太もも前面の大腿四頭筋やお尻の大殿筋を鍛えることで、足腰の衰えによって転倒したり、寝たきりになったりするリスクを低減できる。

筋肉の男女差

男性の筋肉と女性の筋肉には、あまり差がないものと大きな差をもつものがある。

男女差が大きい上半身の筋肉

基本的に男性の体と女性の体では明らかな体格差があり、筋力レベルも異なる。筋肉に性差があるからこそ、スポーツの世界でもほとんどの競技において男女が別部門に分けられている。

日本人の成人の筋肉量は、男性が全体重の約40％、女性は35％といわれている。しかし、**下半身の筋肉量にそこまで男女差はなく、首まわりや肩、上腕部の筋肉量に大きな差がある**。主にこの部分の差で男性らしい体のシルエットが形成されている。

男女の筋肉量に差があるのは、男性ホルモン（アンドロゲン）の分泌量によるところが大きい。特に男性ホルモンの中でも**筋肥大を促進するテストステロンの分泌量には大きな男女差があり**、精巣（睾丸）をもたない女性は男性の約5％程度しか分泌されない。

分泌されたテストステロンは筋線維（筋細胞）の細胞膜を通過し、アンドロゲン受容体と結合する。テストステロンを結合した受容体は、遺伝子と結び付くことでIGF-1の合成を促し、このIGF-1が筋タンパク質合成を活性化する。ちなみにアンドロゲン受容体は僧帽筋での発現が有意に高いというデータがある（Kadiら、2000）。

首まわりの僧帽筋だけでなく、肩や上腕部も同様に受容体発現の男女差が大きい部分である。男子ではこれらの筋肉が思春期にアンドロゲンの分泌を受けてより発達する。

このような理由から上半身の発達には男女差が存在するものの、**下半身の筋肉に関しては、女性もトレーニングによって男性と同程度の割合で筋肥大することがわかっている。**

また、男女のホルモン分泌の違いでいえば、閉経前の女性には特有の性周期があり、生理中からその直後にかけての期間は、ホルモン環境的にトレーニングの筋肥大効果が高まるとされる。

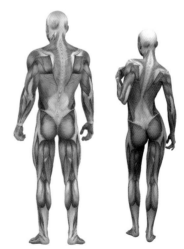

首まわりの僧帽筋、肩の三角筋、上腕部の上腕二頭筋、上腕三頭筋などは特に男性と女性の筋肉量に大きな差が出る部分である。

筋肉の左右差

人間の身体は必ずしも左右対称ではなく、部位によって左右差が存在する。

筋力の左右差はリスクになる

人間の身体には、利き腕および利き脚が存在するため、同じ筋肉でも右と左で太さや筋力に少し差がある場合も多い。利き腕（または利き脚）のほうが筋力は強い傾向にあるが、**利き腕ではないほうの腕は神経系の適応が低いため、力を上手く出せない面もある。**

筋力トレーニングを行っていると、身体の左右差は小さくなる。**筋トレには、両腕または両脚を一緒に動かして鍛える「バイラテラル（両側性）トレーニング」の種目が多いため、続けていれば左右均等に強化されていく。**

バイラテラルの種目に対し、片腕・片脚を単独で動かす、または左右交互に動かす「**ユニラテラル（一側性）トレーニング**」の種目もあるが、身体の左右差が増長されるリスクがあるため、基本はバイラテラル種目を中心に行う。

スポーツ競技においては、利き腕や利き脚に比重が偏る競技も少なくない。特に利き腕でスローイング動作を行う野球や陸上の投てき種目などは、特に左右差が拡大しやすい競技といえる。

しかし、利き腕や利き脚を偏重する競技の選手でも、左右バランス良く鍛えることが重要であり、筋力の左右差はできるだけ小さくする。

左右で筋力差があると身体のバランスが崩れ、パフォーマンスの低下につながる。さらに、身体のバランスが崩れると左右どちらかに偏った動きとなりケガの原因にもなってしまう。

ただし、**ユニラテラルの種目には、バイラテラル種目より動作の軌道が制限されず、可動域も広がるといった利点がある。**ケーブルトレーニングも片腕で行うと、両腕で行うより体幹の回旋や肩甲骨の動きなどを加えた動きになり、スポーツの競技動作に近い動きで筋力を発揮できる（下写真）。

競技パフォーマンスの向上という目的においては、ユニラテラル種目も有効となるが、その場合でも左右均等に鍛えることが基本となる。

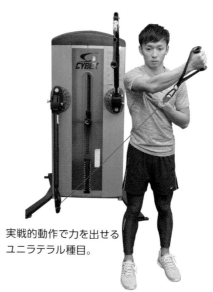

実戦的動作で力を出せる
ユニラテラル種目。

筋肉の人種差

トップスプリンターに黒人選手が多い理由のひとつは筋肉の人種差かも知れない。

黒人は大腰筋が太い

　人種間における筋肉の差違については、深く研究されていないテーマであり、わかっていないことが多い。ただし、人種によっていくつかの特徴があることは確認されている。

　まずアフリカ系の黒人は、白人（欧米人）に比べて大腰筋という筋肉（→7章P.208参照）が平均で約3倍も太いという報告がある。大腰筋は腰椎と大腿骨をつないでいる筋肉であり、太ももを前方に振る動き（股関節屈曲）の主働筋として働く。

　陸上短距離種目の世界的スプリンターに黒人選手が多いのも、同様に強力な大腰筋が関係しているものと推察される。その根拠として、白人選手でも黄色人種（アジア人）の選手でもトップスプリンターは一様にこの筋肉が太く発達している。黒人が白人や黄色人種に比べて腰痛の発症が少ないのも、大腰筋の発達が関係しているのではないかと考えられている。

　次に白人の特徴としては、背中の筋肉が大きく、引く力が強い傾向にある。反対に日本人は背中の筋肉が小さく、引く力も強くない。しかし、日本人は「押す力」が全般的に強い。パワーリフティング競技においても日本人選手

はベンチプレスで何度も世界記録を打ち立てている。

　もうひとつ日本人の特徴として、ふくらはぎの太さが挙げられる。これはふくらはぎの深部にあるヒラメ筋が長くて太いため。逆に黒人はふくらはぎが非常に細く、鍛えても日本人のような太さにはなかなかならない。

　黒人の下腿部は、速筋線維が多い腓腹筋が膝の直下にあり、そこから長いアキレス腱が伸びている。弾性のあるアキレス腱は"バネ"として振るまうため（→序章P.14〜15、4章P.138〜139参照）、長いバネをもつ黒人はスプリントにおいて有利といえる。

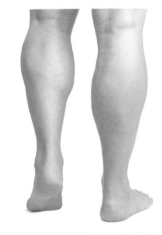

日本人は男女ともふくらはぎが寸胴で太い。特徴的に、スプリントよりも地面をしっかりつかんで押すような動作に適しているといえる。

筋線維の数は増やせるのか

筋肥大は主に1本1本の筋線維の肥大で起こり、筋線維の数はあまり変わらない。

筋線維の数は胎児期に決まる

筋線維は出生前の胎児期にどんどん増え、筋肉が形成される。**筋線維の数はこの胎児期にほぼ決定し、その後は1本1本の筋線維が成長するだけで数が増えることはほとんどない。**

筋肉が再生されるメカニズムを考えると、新しい筋線維が作られることは起こり得るが、作られたとしてもそれはわずかな数であり、筋線維の数が大幅に増えることはない。

30歳を過ぎた頃から筋線維は徐々に細くなり、40歳前後からは速筋線維の数が減り始める。筋力トレーニングを行っても筋線維の数が増えることはないものの、数が減少するスピードをゆるやかにする効果はある。さらに**筋トレでは1本1本の筋線維を太く成長させるため、数が若干減ったとしても筋力の低下は小さくなる。**

壊死した筋線維は再生する

筋線維の微細な損傷は筋肥大の要因となるが（→2章P.76〜77）、過度な負荷を受けて激しく損傷した筋線維は再生できず壊死してしまう。筋線維の細胞膜が破れると、筋線維内に存在しないカルシウムなどの物質が細胞内に流入し、タンパク質分解酵素を活性化することで細胞が溶けてしまう。

しかし、壊死した部分では筋線維の再生が起こり、10日から2週間程度で新しい筋線維が作られる。仮に激しいトレーニングで一部の筋線維が壊死したとしても、筋線維の数を維持する作用が働くというわけである。

とはいえ筋肉の疲労やダメージが十分に回復しない状態でトレーニングを続けていると、筋肉は傷ついている部分を手っとり早く**線維化（ファイブローシス）**して筋線維の代わりにする。

そうなると筋肉内に結合組織が増えてしまい、硬い筋肉となっていく。筋肉が硬化すると柔軟性も機能も低下するため、筋疲労や筋力低下が回復していない状態では、無理にトレーニングを行わないほうが賢明である。

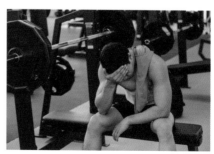

筋肉が疲労した状態でトレーニングを続けていると筋線維の再生に代わって線維化が起こる場合もある。

筋肉をつけると体は硬くなるのか

筋肉をつけると体は硬くなると思われがちであるが、実際に硬くなることはない。

筋トレは柔軟性も高める

筋肉は収縮すると硬くなるため、筋肉自体に"硬い"というイメージを抱いている人も少なくない。肉体を強化したアスリートに対して"筋肉をつけすぎると動けない"といった苦言が呈されることも度々ある。

実際のところ筋肉が肥大したからといって体が硬くなることはない。逆に筋肉を鍛えることで柔軟性も向上する。体操選手の体は筋肉質でありながら、柔軟性も非常に高い。

筋力トレーニングを行うと筋肉がパンパンに張るため、体が硬くなったように感じられるが、筋トレを続けていると筋肉は柔軟になることがこれまでの研究によってわかっている。

逆にランニングや長距離走など持久系のトレーニングを続けていると筋肉は硬くなってしまう場合がある。

ただし、筋疲労や筋力低下が十分に回復していない状態で筋トレを行っていると、筋肉内に結合組織が増え、硬く伸びにくい筋肉となってしまうので注意が必要である（→P.218）。

さらに、ボディビルダーのように過度な筋肥大をした場合は、筋肉自体の柔軟性は変わらなくても、太くなった筋肉が関節可動域を制限してしまうケースがある。例えば、上腕前面の上腕二頭筋が太くなりすぎると、肘を深く曲げられなくなる。ほかにも背中の広背筋が大きくなりすぎると、両腕が真下まで下ろしにくくなる（下図）。

筋肉が硬くならなくても、体は硬くなるということになるが、可動域が制限されるまで筋肉をつけるのは至難の業であるため、筋トレを行えば柔軟性も向上するという認識で問題ない。

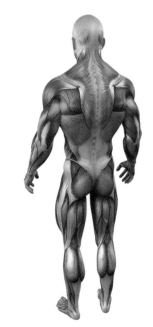

筋トレにより筋肉が硬くなることはない。ただし筋肉をつけすぎると太くなった筋肉が関節可動域を制限してしまう場合がある。

筋トレと心の関係

筋肉を鍛えるトレーニングには、身体だけでなく心まで健康にする効果がある。

筋トレで気分爽快になる理由

運動やトレーニングを終えると、疲労を感じながらも心地良い気分になる。最近の研究によって、これは「セロトニン作動性ニューロン」の働きによるところが大きいとわかってきた。

人の精神状態には、興奮やパニック状態をもたらすノルアドレナリン作動性ニューロン、うつ状態をもたらすドーパミン作動性ニューロン、精神を安定させるセロトニン作動性ニューロンという3つの神経が関与している。

これらの神経は、ノルアドレナリンやドーパミン、セロトニンをそれぞれ神経伝達物質（神経が接合するシナプスで信号の伝達に使われる化学物質）としている。

なかでも“幸せホルモン”とよばれるセロトニンを伝達物質とするセロトニン作動性ニューロンが活性すると、心が落ち着いて爽やかな気分となる。

セロトニン作動性ニューロンはリズミカルな繰り返し運動で活性化するため、筋力トレーニングを行うことでも活性すると考えられる。

筋トレで交感神経を活性化

強い力を発揮する筋トレの最中は、気分が高揚して交感神経が活性化される。さらに、筋トレを終えると高揚した状態から気分が一気に落ち着くため、今度は副交感神経が優位になる。

自律神経（じりつしんけい）のバランスを保つためには、交感神経を定期的に活性させることが有効となる。特に筋トレのように交感神経が短い時間活性するような運動は、交感神経が一気に落ち込むことで拮抗する副交感神経が優位になる状態も作り出すことができる。

筋トレを習慣化して定期的に実施すれば、自律神経のバランスを整えることにもつながる。

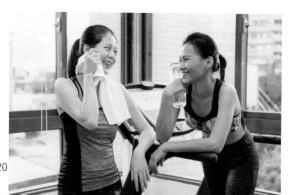

運動やトレーニングを終えた後は、セロトニン作動性ニューロンなどが活性化して爽快な気分となる。運動することで交感神経が活性化するため自律神経も整えられる。

叫ぶことの筋力発揮効果

大きな力を発揮する時に叫び声を上げる行為は科学的にも効果が立証されている。

叫んで脳のリミッターを外す

　筋肉が随意最大収縮（みずからの意思で発揮できる最大筋力）を行っている時も、すべての運動単位が動員されるというわけではない。意識では最大筋力を出しているつもりでも、大脳の運動中枢で出力を抑制している（→1章P.36〜37）。

　こうした中枢神経系の抑制は、筋トレを継続的に行うことで徐々に緩和され、それまで使われていなかった運動単位が動員される。さらに、もっと瞬間的に中枢神経系の抑制を緩和する方法も存在する。それが大きな声で叫ぶ「シャウト効果」である。

　実際にシャウト効果を検証した実験でも、叫びながら出力することで発揮される筋力の数値は上昇した。

　人は身の危険を感じる状況に追い込まれると普段出せない力を発揮する。これは"火事場の馬鹿力"ともよばれる力であり、中枢神経系の抑制が瞬間的に緩和されることで発揮される。

　同じように、人は予期せぬ場面に遭遇すると無意識に大きな声を発してしまう。つまり意識的であっても叫ぶことで中枢神経系がリミッターを外す必要があると錯覚し、火事場の馬鹿力が発揮される状態になると考えられる。

　砲丸投げやハンマー投げといった投てき種目の選手が叫び声を上げながら投げるのも、実は理にかなったテクニックというわけである（下写真）。

　シャウト効果は筋トレにおける挙上重量のアップにも有効となる。実際にトレーニング施設でスクワットやベンチプレスを叫びながら行っている人をよく見かける。一方、周囲の状況を気にしながら声を上げると、かえって中枢神経系の抑制が強く働いてしまう場合もあるようである。

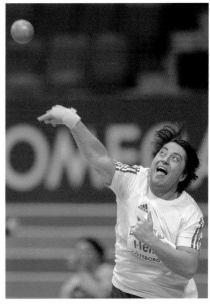

砲丸投げやハンマー投げの選手はリリースの瞬間に雄叫びを上げて飛距離を伸ばす。

筋収縮におけるエネルギー

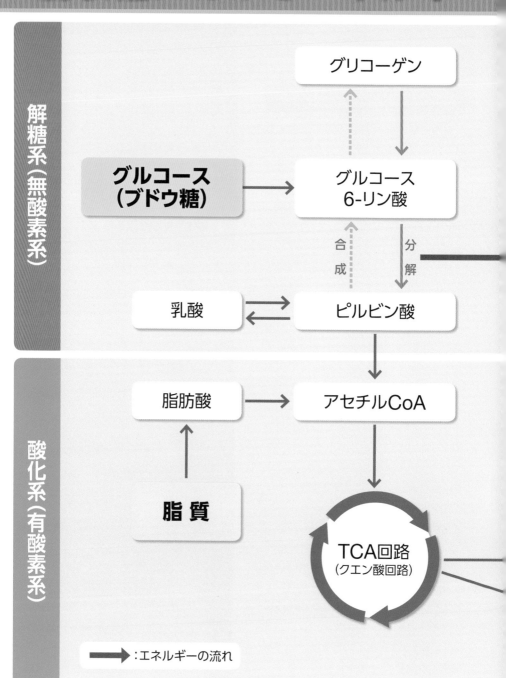

供給機構 概略図

筋収縮のエネルギー供給経路となる「ATP-CP系」「解糖系」「酸化系」のエネルギーの流れをひとつの図に集約。

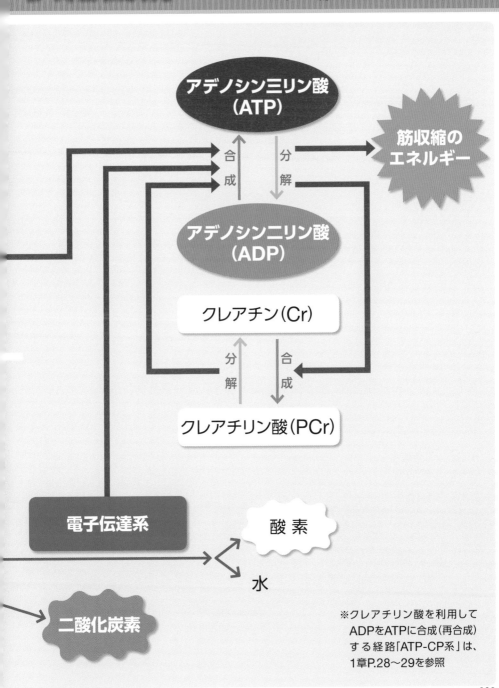

アデノシン三リン酸（ATP）

合成　分解

筋収縮のエネルギー

アデノシン二リン酸（ADP）

クレアチン（Cr）

分解　合成

クレアチリン酸（PCr）

電子伝達系

酸素

水

二酸化炭素

※クレアチリン酸を利用して
ADPをATPに合成（再合成）
する経路「ATP-CP系」は、
1章P.28〜29を参照

223

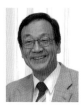

■ 著者略歴

石井 直方(いしい なおかた)

1955年東京都生まれ。東京大学大学院総合文化研究科教授。理学博士。専門は身体運動科学、筋生理学。日本における筋肉研究の権威として知られる。ボディビル選手としても活躍し、ミスター日本優勝、世界選手権3位など輝かしい実績を誇る。『筋肉学入門』(講談社)、『運動に関わる筋肉のしくみ』(新星出版社)、『石井直方の筋肉まるわかり大事典』『石井直方の筋肉まるわかり大事典2』(ともにベースボール・マガジン社)、『石井直方の筋肉の科学』(ベースボール・マガジン社)など著書・監修書多数。

■ 編集協力　　谷口洋一(株式会社アーク・コミュニケーションズ)
■ デザイン　　小林幸恵(有限会社エルグ)
■ 写真・イラスト協力　shutterstock
■ 編集担当　　斉藤正幸(ナツメ出版企画株式会社)

本書に関するお問い合わせは、書名・発行日・該当ページを明記の上、下記のいずれかの方法にてお送りください。電話でのお問い合わせはお受けしておりません。
・ナツメ社 web サイトの問い合わせフォーム
　https://www.natsume.co.jp/contact
・FAX (03-3291-1305)
・郵送(下記、ナツメ出版企画株式会社宛て)
なお、回答までに日にちをいただく場合があります。正誤のお問い合わせ以外の書籍内容に関する解説・個別の相談は行っておりません。あらかじめご了承ください。

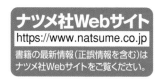

ナツメ社Webサイト
https://www.natsume.co.jp
書籍の最新情報(正誤情報を含む)は
ナツメ社Webサイトをご覧ください。

スポーツ科学の基礎知識 筋肉の機能・性質パーフェクト事典

2020年3月1日　初版発行
2023年2月10日　第4刷発行

著　者	石井直方	© Ishii Naokata,2020
発行者	田村正隆	

発行所　　**株式会社ナツメ社**
　　　　　東京都千代田区神田神保町1-52　ナツメ社ビル1F(〒101-0051)
　　　　　電話　03(3291)1257(代表)　FAX　03(3291)5761
　　　　　振替　00130-1-58661

制　作　　**ナツメ出版企画株式会社**
　　　　　東京都千代田区神田神保町1-52　ナツメ社ビル3F(〒101-0051)
　　　　　電話　03(3295)3921(代表)

印刷所　　**広研印刷株式会社**

ISBN978-4-8163-6795-3　　　　　　　　　　　　　　　　　Printed in Japan